天下文化
BELIEVE IN READING

守護急重難罕病人的希望

臺中榮總

勇敢不放手

陳培思、張雅琳
劉子寧、邵冰如 著

目錄

序

序

張開溫暖雙手，守護國人健康

賴清德　中華民國副總統

因為有愛，才更顯臺中榮總溫暖；因為勇敢，才更顯臺中榮總之可貴。

還記得二〇二二年初，當嚴峻的新冠疫情侵襲全臺之時，臺中榮總率先挺身而出，於臺中中央公園成立「快篩PCR給藥得來速」。門診設立短短十天，就採檢了近一萬人。在人心惶惶之際，臺中榮總用最快的速度、最完善的資源整合，守護住中部國人的健康。

另外，由於許多新冠患者來自國外，讓當時北部的醫療資源相對吃緊。我們也看到臺中榮總勇敢承擔起「北病南送」的工作，前後收治十一名插管的急重症病人，經過醫療團隊的細心照顧，這些病患最後都順利康復出院，臺中榮總無懼無私的精神令人肅然起敬。

為病人帶來溫暖

這麼多年來，臺中榮總一直是中部醫療服務的標竿。單就二〇二二年，臺中榮總每天就收治中部地區超過八千名門診人次。

此外，臺中榮總也持續在精準醫療領域上精益求精：一九八九年底，臺中榮總完成全國首台「高磁場磁振造影儀」的啟用；二〇〇五年，臺中榮總成立「全身磁振造影健檢中心」；二〇二三年七月，「臺中榮總高階醫學影像中心」也正式揭牌，開創了精準醫療的新領域。這張在先進醫療領域的成績單，足以讓所有國人自豪。

我時常說，每位守護國人健康的醫護人員，肩上都值得配戴一枚勳章。我也相信，若這枚勳章佩戴在臺中榮總醫護同仁的肩上，必定特別光耀、也特別令人感佩。

這本《勇敢不放手》，收錄了臺中榮總守護中部地區急、重、難、罕病人的故事，每篇的篇幅不長，但故事卻是峰迴路轉，許多醫療細節與巧思，不管閱讀者有無醫學專業背景，都會擊節稱賞、久久回味不已。從字裡行間中，可以感受到病人面對挑戰的奮鬥、臺中榮總對急重症病人治療的嫻熟。

尤其難得的是，我還從患者和院方的對話中，看見滿滿「人」味；更看見院方對患者的溫暖關懷，彷彿溫暖春陽，為患者帶來希望的曙光。

誠如書名《勇敢不放手》所說，臺灣的醫療體系，是守護人民健康最重要的護盾；而這道護盾，是由許多無名英雄在第一線撐起，包括病患的努力、家人的陪伴、醫療的協助、政府的支持，缺一不可。

全力擘劃健康臺灣的藍圖

放眼未來，隨著臺灣逐步邁入超高齡社會，不健康餘命也在持續增加，我們的願景是打造一個讓國人活得愈久、也活得愈健康的社會。其中，包括公共政策的推動、醫療體系的永續、生醫產業的進步、醫護人員的工作條件等種種議題，臺灣不諱言尚有許多努力的空間。但是我也相信，困難挑戰不會阻擋臺灣前進，這份「健康臺灣」的藍圖，值得我們集結全體社會的力量，來共同推動。

回首來時路，一路看到臺中榮總陪伴所有病患，走過那麼多風浪，對於臺灣醫療做出非凡貢獻，我心中有滿滿的感謝，更有滿滿的感動。

未來，也祝福臺中榮總，能持續精益求精、持續壯大，用溫暖雙手接住每一個患者，守護國人的健康。

序

邁向幸福健康的共好社會

薛瑞元　衛生福利部部長

世界衛生組織（WHO）呼籲全球各國，在二〇三〇年前達到全民健康覆蓋（Universal Health Coverage）目標，確保人人享有基本衛生服務。

臺灣全民健康保險的覆蓋率高達九九．九%，並提供全面且有品質的服務；在全球資料庫網站Numbeo公布的全球醫療照護指數（Health Care Index）評比，臺灣連續五年排名世界第一，獲得國際肯定，除了健全的健康保險制度，最重要關鍵是醫療技術進步與妥善的醫療照護。

從《勇敢不放手》一書，臺中榮民總醫院醫治急、重、難、罕症病人的案例分享中，就可以得到印證。從打通心肌梗塞病人硬化如磚塊的冠狀動脈、患者肺功能五〇％提升到七二％、近更年期的不孕症婦女懷孕、百歲人瑞髖關節置換，看到中榮在尖端醫療研究上，不斷突破極限。

對於突發狀況，如臨盆的產婦合併發生急性腦中風、八仙塵爆傷者、急性腸阻塞的長者、已心跳停止的病人等，分秒必爭的搶救；另對於弱勢的罕症病人，如收治紫質症與漸凍症等，亦不放棄任何機會，竭力提供不同的治療策略，都可以看到臺中榮總團隊以病人為中心，全力照護民眾的健康，讓民眾陰霾的生活帶來一絲曙光。

攜手守護全民健康

二〇二三年八月，本人曾參與臺中榮總舉辦的「國際智慧醫療高峰會」，高峰會中邀請一百五十位重量級產學研界的專家學者，探討人工智慧醫療研究、資通訊科技醫療應用、遠距醫療發展、數據雲端等議題，並分享最新國際智慧醫療發展的脈動與尖端技術。臺中榮總著力於數位醫療的努力，讓人記憶猶新。

此外，臺中榮總也肩負多項國科會國家型ＡＩ計畫，組成台灣智慧醫療聯盟，並與陽明交通大學、中興大學、東海大學等院校研發機構合作，在醫療與資通訊科技結合的年代，掌握國際趨勢與合作契機，持續尋覓創新數位醫療。

守護全民健康與福祉，是衛生福利部重要的使命，期盼臺中榮總的全人醫療照護經驗與發展智慧醫療的精神，能讓醫療體系經驗與智慧共享，為民眾健康盡最大的努力，一起邁向幸福健康的共好社會。

序

為照顧更多民眾努力

馮世寬　國軍退除役官兵輔導委員會主委

我們國軍退除役官兵輔導委員會所轄醫療服務團隊，在全國北中南地區擁有三所國內頂尖醫學中心的榮民總醫院，及二〇二三年十一月新開幕啟用的屏東榮民總醫院，他們承擔了急性及重症醫療任務，各院皆致力教學訓練、精進研究、醫療技術及增加先進醫療設備。

我特別提出，其中，臺中榮民總醫院不只在治療急重症上有亮眼的表現，也關注難治與罕見病症的醫治。

據此，二〇二二年二月，中榮成立了「細胞治療與再生醫學中心」，召募數十位不

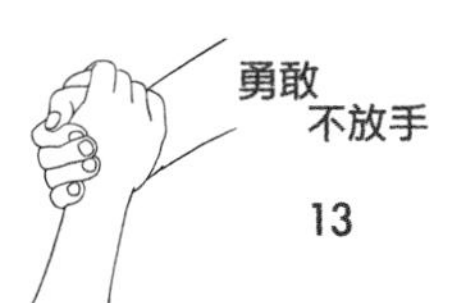

同領域的專家，發展幹細胞治療及抗癌免疫細胞治療，特別置重點於著重急、重、難、罕等疾病的應用。

傾力診治並給予溫暖關懷

在二〇二二年四月，臺中榮總運用智慧醫療，救治了偏鄉的病人為例，中榮埔里分院透過5G傳輸中風病人的電腦斷層影像，讓總院神經內科、放射科醫師即時判讀，指導埔里醫師處置。

同年九月，即首創透過5G遠端影像傳輸系統行動會診，以遠端視訊，協助遠在百公里外的嘉義分院，成功地完成心導管手術治療，讓我感到與有榮焉。

細讀《勇敢不放手》書中列舉的十六位急、重、難、罕症的病人，在中榮提供最好的醫療診治後，生命獲得了新的希望，我要為陳適安院長帶領的團隊按讚！

我要特別提出：書中一位孕婦即將臨盆，突然身體不適送到中榮，經診斷是中度中風，而婦人的狀況已無力自然分娩，面臨是救母親，還是救小孩？驚心動魄的診斷與下決心去剖腹，其過程比我當年飛戰機，遇到發動機失效是跳傘逃生，還是冒險將戰機迫降回來還要精彩！

我只舉其一，我願意推廣本書，讓我們更加了解醫生、護理人員的面對急、重、難、罕症病人，中榮是如何傾力診治並給予溫暖的關懷，我給這本書打一百分，並且給陳適安院長按讚！

序

勇敢不放手，中榮的榮譽與責任

陳適安　臺中榮民總醫院院長

二〇二三年九月，美國《新聞周刊》與國際研究調查機構Statista公布了二〇二四年全球智慧醫院的排名，臺中榮總不僅是臺灣第一、更是唯一入選全球前二百五十名的醫院。

再次獲得國際的肯定，我感到十分欣慰，因為這是臺中榮總全體醫護人員的努力，也是團隊對醫療品質的承諾。

回顧二〇二一年，我剛到臺中榮總接任院長，在得知臺中榮總的住院病例組合指標（CMI）很高時，我深感驚訝，CMI值愈高，代表收治病例的技術難度愈高，這讓我更加確信，臺中榮總是治療中部急重症病人不可或缺的重鎮。

病人不再孤立無援

我曾在門診中，看到有位病人的心血管已經堵塞了九〇％，卻因為沒有感到太大不適，堅持不願先放下工作接受治療。這種現象令人惋惜，因為許多病人是拖延到病入膏肓才到醫院求診。

另外相較於輕症病人，急、重、難、罕症的病人在就醫過程中，很容易遭遇到醫療不適切的對待，有時甚至需要在不同醫療機構之間流連，而感到孤立無援，這是一個深刻的問題。

當我更深入瞭解中部地區居民的生活、文化和經濟狀況後，我發現在預防保健上的觀念，也是當前必須加強的重要課題，需要我們共同努力解決。

為了要協助這一些病人獲得適當的醫療照護，我們全力發展高端醫療技術與特色醫療。

隨著科學的日新月異，醫療發展快速推進，許多過去被視為無法治癒的絕症，或是數十年的不治之症，如重度海洋性貧血、紫質症等，現在都有了希望，甚至有治癒的可能。

緣此，臺中榮總積極投入智慧醫療、尖端醫療、再生醫療，以及精準醫療領域的研究，不斷探索各種可能性，以提供病人更高品質的治療。

除了高端醫療，我們同時成立了特色醫療中心。

臺中榮總近年來，透過成立十多個特色醫療中心，整合各科室的資源，包括巴金森症暨動作障礙中心、細胞治療與再生醫學中心、罕見疾病基因治療中心等，將急、重、難、罕症的病人，以跨科團隊共同合作醫治，確保每一位病人都能獲得最佳的治療和照護。

不放棄任何的機會

在現行的健康保險體制下，從醫院經營的角度來看，投入醫治急、重、難、罕病人的效益並不高，資源和獲利之間的關係並不成比例，這也導致一些醫院缺乏積極提供治療的意願。

一台需要耐心花費十幾個小時的手術，因為沒有任何自費項目，無法為醫院帶來更多的收益，部分醫院在背負營收壓力的現實考量，以及不願意背負風險，就會選擇採取較保守的醫療處置。

然而，臺中榮總秉持「以病人為中心」的理念。面對病人，臺中榮總的醫療團隊不以醫院的盈利為首要考慮，而是以提供最適合的治療為出發點，從根本解決問題，尋找可能的治療方法。面對具有挑戰性的手術時，臺中榮總的醫療團隊仍然選擇奮力一搏，不放棄任何的機會。

堅持「再難都不放手」的態度，致力於治療每一位病人，因為我們深知，這可能是病人最後的希望。透過我們盡全力的醫治，就有機會守護住一個生命，和他們背後的家庭。

做為中部地區唯一的國家級醫學中心，同時也是最後一線的後送醫院，我們承擔著守護民眾健康的重大責任。

從故事中獲得正向力量

《勇敢不放手》收錄了十六個急、重、難、罕症病人的感人故事，除了讓社會大眾看到醫護人員真誠辛苦付出的一面，也希望透過這些病人的親身經歷，讓正在和疾病對抗的病人及家屬們，從中獲得正向力量，為生命帶來新的曙光。

這些故事讓我們看到了生命的脆弱，但也看到了堅持的力量。這本書不僅是對病人的尊重，更是對醫護人員的致敬。

臺中榮總將繼續堅守「以病人為中心」的理念，同時也堅持「勇敢不放手」的態度，不斷努力為病人提供最好的治療和照護，並為全球的智慧醫療發展，持續貢獻我們的力量。

我們知道，未來充滿挑戰，但我們也充滿信心，因為我們的使命是至高無上的。

讓我們攜手前行，為更多的病人帶來健康和希望。

前言

罕病不再沒希望，癌症不再是絕症

從一九八二年正式成立至今，四十多年來，臺中榮民總醫院的燈火沒有熄滅過，無論是清晨或是深夜時分，醫護人員們的身影總是穿梭在各個病房，就像是始終屹立的燈塔，守護著中部民眾的健康。

做為中部地區唯一的國家級醫學中心，中榮勇於承擔救治「急症、重症、難症、罕見疾病」病人的責任。

為了提供急重難罕病人更好的治療，中榮積極發展尖端醫療、再生醫療，提升醫療技術與品質，並且整合跨科別團隊，編織成一張綿密的醫療網，盡力接住每位與病痛對抗的病人。

成為細胞治療重鎮

隨著現代醫學的發展，許多過去束手無策的絕症，漸漸出現治癒的曙光。為了讓罕病不再沒有希望、癌症不再是絕症，二〇二二年中榮成立「細胞治療與再生醫學中心」，籌組再生十大團隊，以突破「急、重、難、罕」病為目標，致力成為全國細胞治療重鎮與再生醫學的先行者。

目前，在漸凍人、纖維化間質性肺病、腦缺氧等疾病上，獲得初步的治療成效。例如，罹患漸凍症的李女士，在絕望中參與中榮啟動的細胞治療恩慈計畫，以不同於以往的治療策略，延緩了急遽惡化的病程，爭取到更多和家人相處的寶貴時間，以及維持住原有的生活品質。

另外，為落實「以病人為中心」的理念，給予更有效的治療與照護，中榮成立十二個特色醫療中心。其中，「間質性肺病整合照護中心」、「發炎性腸道疾病中心」，都是全臺首創的跨科別整合照護中心。

二〇二一年成立的「間質性肺病整合照護中心」，目前已經累計收治三百六十多位病人，葉純玲就是其中之一。因為硬皮症引發間質性肺炎，讓她肺部功能僅剩下原來的五〇%，連走路都會喘，在中榮團隊協助下，逐步恢復到七二%，甚至還能爬山。

已近更年期且因輸卵管阻塞並切除的Kathy，因為不孕求助於中榮「生殖中心」，在努力不懈地嘗試下，如願懷上寶寶，當時誕下的健康女嬰，現在已是兩歲的活潑可愛小女孩。

罹患巴金森氏症長達十多年的張冠妤，曾經絕望到先規劃自己的告別式，在中榮「巴金森症暨動作障礙中心」接受深腦刺激手術治療後，重拾年輕時留學日本的心願，到日本語言學校進修。

研發尖端技術，搶救難治病人

要治癒急重難罕病人，必須仰賴更先進的醫療技術，也因此，中榮卯足全力發展智慧醫療、尖端醫療、精準醫療、腫瘤醫學等。

近年，中榮「心臟血管中心」積極發展經導管治療瓣膜技術，醫治各種困難或複雜瓣膜疾病，且成功率高、併發症發生率低，能讓無法承受傳統手術的長者們得到治癒機會。現年一百零二歲的林友茂，在近百歲時接受經心導管主動脈瓣置換術後，不到半年時間，就恢復活力重返羽球賽場。

七年前因心臟病突發猝死的江錫昌，急送臺中榮總，經過插管、低溫治療後，終於脫離險境。接著，再進一步接受電燒治療，根除心律不整的問題，如今，他已能如常地工作、運動，重啟精采人生。

此外，中榮的冠狀動脈鑽石刀旋磨治療技術，在國內居於領先，可運用在複雜度極高的手術，五年內兩次心肌梗塞的李宗鎮，也因此被成功醫治，心臟血管功能順利恢復，讓他過著和正常人無異的生活。

讓這麼多病人的心臟恢復健康，關鍵在中榮運用先進的硬體設施，搭配尖端的技術與完善的照護團隊。

中榮是全臺建置最多複合式手術室的醫學中心，整合由外科、護理、麻醉及資訊單位組成的跨團隊小組，打造智慧手術室，運用多樣尖端醫療技術，進行複雜度高的手術，提供安全及時手術照護。並推行心臟衰竭復健計畫，提供心臟衰竭病人最佳的復健與其他創新整合計畫，讓病人及家屬能獲得全人照護。

跨團隊合作，全力協助治療

急重難罕病症的治療複雜度和難度都較高，亟需跨科別協力合作。

隨著臺灣急遽高齡化，為服務更多高齡病人，中榮高齡醫學中心推動住院高齡衰弱病人整合照護，透過醫療團隊完整評估及妥善的術前準備，再加上術中嚴格監測、減少失血，讓高齡者可放心接受手術。

臺灣現年最高齡的長者，一百一十八歲的劉張美玉，髖關節骨折後在中榮進行髖關節置換手術，寫下世界髖關節置換手術者最年長的成功紀錄，現在，劉張阿嬤每天還能起身散步。

複雜的手術及特殊的照護，是治療急重難罕症病人需要的服務。中榮是臺灣第一間通過國際認證術後加速康復（ERAS）的醫院，與其他施行的國外醫院相比，為術後併發症最低的醫院之一，且病人的住院天數下降比率，更是世界第一。

羅患食道癌的賴怡良，經過辛苦的化療，再進行微創胸腔鏡食道癌切除手術，卻因為反覆感染持續住院八十五天，中途一度瀕臨放棄，在ERAS與多科醫師協同合作下，量身訂製手術前、中、後的治療方案，協助度過這艱苦的一段。

懷孕三十五週的林佩蓉在即將迎接新生命之際，卻突如其來中風，在中榮緊急剖腹產後，腦中風中心治療團隊接續完成取栓手術，再由跨科團隊診斷為心內膜炎，一路變化的病程，依靠團隊快速整合，釐清中風的根本原因，才能和時間賽跑，阻斷繼續惡化的病況。

因為二尖瓣膜腱索斷裂而造成急性心肺衰竭，林信鏗一度危及生命，看似單一疾病的表象下，細究起來牽涉了眾多科別。而太太陳美玉在陪伴醫治過程中，深深感受到中榮整合跨領域醫療團隊的專業與速度，加上有多科醫師和護理師說明病情進展，讓家屬在充分資訊下做出選擇，也多一份安心。

長期陪伴的穩定力量

許多疾病會跟隨病人一生，醫院就是他們生命拼圖中不可或缺的一塊。

腦性麻痺的蔡文傑熱愛生命，投入文學創作，不僅屢屢獲獎，更出版《風大我愈欲行》、《總有天光日照來》，也獲選全國傑出青年。

八歲時，他第一次到中榮後，就展開長達四十年復健歲月，中榮全力協助他解決生活中遭遇的困難，甚至設計生活需要的輔具。在蔡文傑徜徉在寫作世界裡時，中榮團隊是他最溫暖堅實的靠山。

重度海洋性貧血病人阮楷鈞從一歲開始，每二十一天就必須到中榮輸血、門診檢查，十六年來，往返醫院已經超過五百趟，中榮醫護一路的陪伴與叮嚀，像是看著他成長的家人，更期盼未來持續以更先進的醫療，幫助這類病人完全擺脫疾病束縛。

中榮醫護團隊不僅關注「病」，也關照「人」。

黃旒濤因為多年前腹腔手術引發腸阻塞，歷經手術後，專科護理師的細心關懷與換藥，是他漫長住院期間裡，最窩心的一道暖流。

罹患紫質症的王愛華，現有治療雖然能延續生命，卻無法阻擋反覆發病的劇痛折磨，以及和死神拔河的無奈，但在中榮團隊為她積極尋求爭取國際臨床試驗，終於幫助她擺脫病痛糾纏，重獲新生。

經歷八仙塵爆的林佩璇，大面積、程度又深的燒燙傷，在中榮醫護團隊無微不至照顧下守住生命，卻又歷經感染，再度性命垂危，也因為昏迷，陷入可能成為植物人的陰霾。如今，她已經能有個小攤位偶爾販售手工餅乾，林媽媽由衷感激，「中榮醫療團隊跟我一樣沒有放棄，」始終和家屬緊緊繫在一起。

這些點點滴滴，都為病人在與疾病對抗的艱難道路上，注入一股穩定的力量。

而臺中榮民總醫院醫護團隊，也正不斷寫下與更多急重難罕症的病人們，攜手前行的溫暖篇章。

文／陳培思

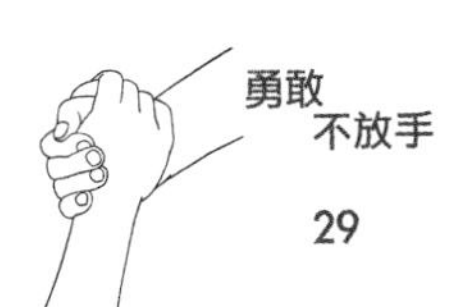

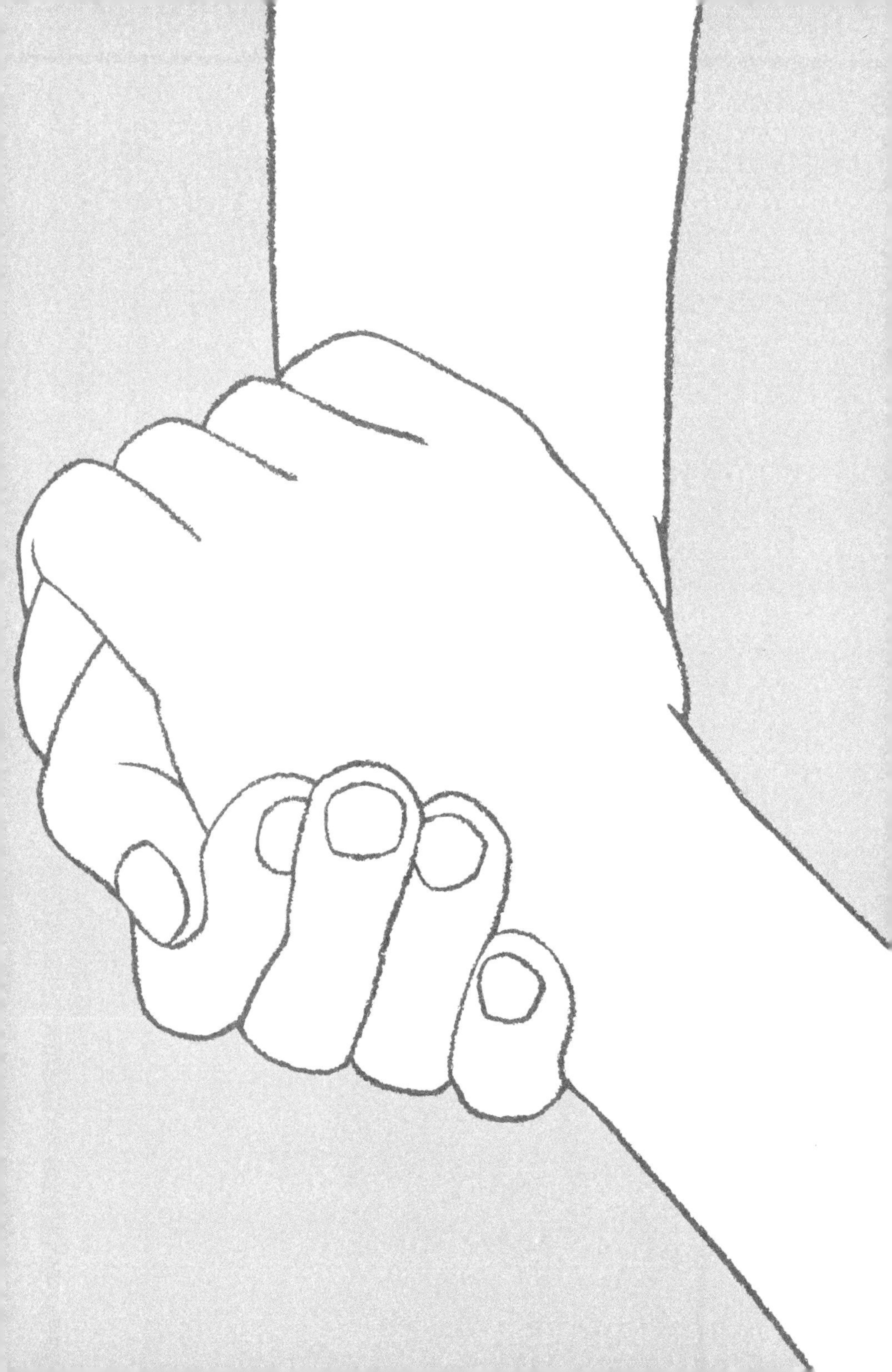

臨盆與急性腦中風同時來襲

解開非典型病因 讓幸福延續

林佩蓉一連經歷剖腹產、取栓、開心手術，
醫療團隊抽絲剝繭揪出真正病灶，
防止腦中風惡夢重演，
最習以為常的日子更顯珍貴，
她抓住幸福再不放手。

拉開椅子入座，眼前的林佩蓉有雙動人明眸，如鄰家女孩般，挨在她身旁坐下的是先生林良餘，給人感覺謹慎中帶點靦腆。兩人都是臺中榮民總醫院護理部的護理師，也是院內「親善天使選拔」名單上的常客。

看他們互動，就像尋常人家的小夫妻，甜蜜有時，鬥嘴有時，令旁觀者也莞爾。對他們來說，這樣的美好畫面曾經差一點點就要失去；如今能夠相伴相隨，緊緊握住的幸福再也不想輕易放開。

時間拉回二〇二二年八月二十五日，那是個再平淡不過的夏日夜晚，卻因為一場突如其來的病症，為原將歡喜迎來新生命的小家庭拉起警報。

突如其來的人生震撼

當天晚上十一點半，林佩蓉察覺自己有破水的產兆，就立即請先生下樓開車，自己留在家收拾整理生產包，準備去醫院報到，「原本想在ＬＩＮＥ群組跟朋友分享我要去生了，但才打出一個『我』字，接下來的內容就傳不出去，先生一直打電話來，我卻沒辦法接。」

在樓下久久等不到人的林良餘，看到太太在群組訊息的異狀。撥了兩、三通電話後，他三步併作兩步衝上樓，驚見林佩蓉已經癱在椅子上動彈不得，問話也僅能得到「好」、「不要」等片段式的回應。

雖然眼前的太太不是素日裡熟悉的樣子，讓他心中一陣慌張，但林良餘也知道事態緊急，如果撥打一一九叫救護車，肯定要花上一段等待時間。當機立

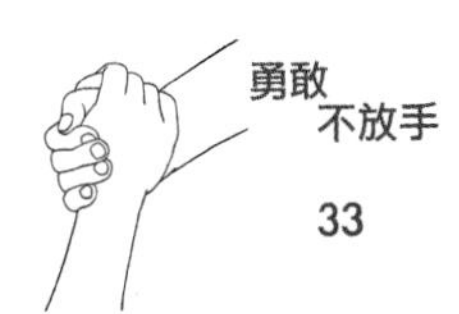

斷下，他半拖半扛地把沒有半點移動力氣的林佩蓉攙扶下樓，直奔中榮。

到了中榮外面，他手忙腳亂地把大腹便便的太太從車內拉出來，想在最短時間，將太太送到產房，在快速推動輪椅前進的瞬間，突然一陣卡頓的異物感，才驚覺已半癱的林佩蓉，右手無力地垂掛拖地，被輪子給軋到。當下的他也無法多想，只能盡快把太太送進醫院。

二擇一的天人交戰

翻開醫院病歷紀錄，林佩蓉，三十歲女性，為初產婦，懷孕甫滿三十五週，有輕度先天性二尖瓣閉鎖不全。七月中旬因為子宮提早收縮，至中榮婦產科病房住院安胎，八月二十日出院，返家待產。誰也沒預料到，時隔短短五天，就風雲變色。

凌晨零點十八分來到急診室時，林佩蓉的意識變化和右側肢體虛弱的狀況已有顯著改善；一點零八分，神經內科住院總醫師訪視時，她也能像正常人般應答；但過沒多久，言談又開始含糊不清。

醫療團隊緊急為她進行電腦斷層血管攝影，以及電腦斷層血流灌注掃描。根據影像，林佩蓉沒有顱內出血，但部分區塊明顯缺血。從X光片上，可以看見左側中大腦動脈有一段異常狹窄，不過血管尚未完全堵死，仍有些微血量通過。判斷是否有急性中風的NIHSS腦中風評估表報告，也在一點三十分完成，顯示數值為八，是中度中風。

問題來了，一邊是需要處置的中度中風，一邊是持續宮縮與劇烈腹痛的產兆。哪個手術先做？林良餘陷入天人交戰。

婦產科、神經內科醫師和林良餘討論，如果直接進行中風手術，擔心影響寶寶，且林佩蓉的狀況主要是缺血，不妨先持續觀察。或許是為母則強，已經破水且開始陣痛的林佩蓉，也同意優先處理寶寶的事情。

緊接著又是一個難題：自然產還是剖腹產？

前者時間長，產程充滿不確定性；後者可以快速執行。但只要是手術，皆有相對的風險需要承擔。林良餘提到：「佩蓉的意識狀態不好，無法配合出力、深呼吸等生產指令，也擔心萬一分娩過程拖得太久，增添變數。」綜觀各項條件，最後林佩蓉被推進剖腹產產房，於八月二十六日上午六點，順利產下二二三〇克的健康女嬰。

做決定的當下，林良餘懷抱著術後一切都會好轉的一絲希望，「醫師有說，產後腦血液循環改變，也許意識狀態可以回復。」果不其然，當林佩蓉在外科加護病房清醒一些後，雖然比較虛弱，但肢體動作一切正常，可以清楚辨識來人，她笑說：「那時我還一直吵著要吃東西。」

笑鬧背後，潛伏的危機仍未解除。

勢在必行的取栓手術

時間來到距離手術完成已有五個多小時的上午十一點多，林佩蓉又出現言語破損的狀況，林良餘憑藉著身為護理人員過去照顧術後病人的專業經驗，很快觀察到太太的反應不尋常，醫療團隊也隨即準備為她再做一次電腦斷層。

症狀來得又急又兇猛。林佩蓉只記得很多人在她身邊團團轉，有人在講話，有人跑了起來，但她絲毫無法做出回應。

要好的同事特地帶了杯珍奶來病房探望，「我連接過杯子的力氣都沒有，」林良餘形容當時林佩蓉是最嚴重的狀態，「已經完全不知道誰是誰。」最讓他心碎的，是當旁人指著他時，從她口中喊出來的，卻是別人的名字。

等到檢查結果出來，確認原本有細微血流通過的左側中大腦動脈，已有一段內頸動脈分支完全塞住。醫生和林良餘溝通，取栓手術已是勢在必行。

過去對於急性腦中風的傳統做法，常以注射溶栓藥物治療，但注射後血管重建的情況，必須靠復健恢復。

現在施行的「動脈導管吸取血栓手術」，則屬於更積極直接的治療方式，做法類似心導管手術，先將導管從鼠蹊部大動脈進入，直達患部，過程就像一台小吸塵器，慢慢把堵住血管的血栓搗碎，再抽吸出來，盡快恢復血流。

臺中榮總的「腦中風中心」治療團隊，結合急診部、放射線部、神經外科和檢驗部等多科醫師，以治療急性缺血性腦中風病人的血栓為主要目標，把握黃金治療時間，取出在動脈裡造成阻塞的血塊，不僅大幅提高閉塞血管的開通率，也降低因使用全身性溶栓藥物，導致腦部出血的後遺症機率。

終於認得枕邊人

擔任護理師多年，林良餘對腦中風不是沒有概念，從一開始，他就已經預想接下來可能會發生的事情，「但是，聽到醫生親口說需要取栓時，感覺還是很煎熬。」

那是距離他所懼怕的結局，更近一步的殘酷現實，剛出生不到一天的寶寶，還在新生兒加護病房照護觀察，太太又因為中風不省人事，如果有個萬一，甚至有可能下半輩子只能在病榻上度過。

「處置急性腦中風有標準作業流程，決定後就即刻安排手術，」儘管六神無主、瀕臨崩潰，但中風病人的腦損傷只會隨著時間持續擴大，不容許林良餘有更多猶豫。

中榮平均一年收治三、四百名腦中風病人，當中，就有近百人進行取栓，在急診大樓共有三間複合式手術室，可一站式精準快速地完成各項檢查，進行手術，節省分秒必爭的搶救時間。

取栓手術由介入性腦血管外科主任崔源生執刀，在半小時內完成。神經內科主治醫師陳廷斌回顧手術紀錄時打趣：「我們不能評論其他醫師開刀花了多久時間，只能說崔主任算是非常快，很厲害。」

手術順利成功，林佩蓉也在傍晚時分清醒，雖然插著呼吸管還無法開口，但已經能用點頭、搖頭回應問話。林良餘略顯激動地說：「那時候認得我了。」一至此，他才暫時放下心中大石，抽空返家一趟整理家務。

回頭說起這段過程，時間似乎很長，「其實那是發生在產後當天的短短六小時裡，」林良餘說，一連串的事情接踵而來，而且走到這裡，還不是終點。

每個人中風原因不盡相同，只有「對症」才能「下藥」。陳廷斌強調，中風病人處置的一大重點是找出為什麼發生，若沒有抽絲剝繭揪出病因，只怕日後惡夢重演。

他分析，林佩蓉屬於年輕型腦中風，原先也沒有高血壓、高血脂及高血糖等傳統「三高」危機，勢必有特殊原因造成中風，加上她是發生在靠近預產期的腦中風，相同狀況是少到不能再少。

從病史中找出真正病因

林佩蓉的中風症狀曾經短暫出現又消失，也是醫療團隊關切的特徵。陳廷斌指出，這意味血管時而阻塞、時而暢通，實不尋常，「推敲應該是血栓游離過來堵住後，又游離到其他地方。」

考量病人有心臟病史，他補充，醫療團隊也將較少見的心因性腦中風，納為可能病因。其成因是心臟剝落的血栓，隨血液流至腦部阻塞血管引起的，病人往往突如其來病發，短短幾分鐘內即出現語言、知覺障礙和局部麻痺等中風症狀，和林佩蓉的案例不謀而合。

在思索哪些可能的成因造成心因性中風時，重症加護內科主治醫師黃俊德一語道出關鍵：「有沒有可能是心內膜炎？」

要進一步診斷，必須借助超音波等影像檢查。

陳廷斌說明，傳統胸前心臟超音波受限於病人體型、肺臟的干擾，使得超音波無法完全穿透，有可能因為影像不佳造成判讀上的困難，因此採用經食道超音波，將超音波探頭由口腔深入食道，取得病灶處最真實的影像，能看得最清晰。

心臟血管中心心臟衰竭科主任林維文看了檢查結果，點出問題：「看起來好像有一點陰影。」他在林佩蓉的心臟瓣膜上看見明顯贅生物，團塊大小約一．五乘一公分，其碎片會隨著血液擴散至全身不同器官與組織，發生在林佩蓉身上的栓塞性腦中風，便是心內膜炎臨床常見的併發症狀之一。

醫療團隊一路追蹤，不放過任何可疑線索，終於在抽取血液細菌培養的報告中，抓出名為「草綠色鏈球菌」的兇手。

「這是一種球形的革蘭氏陽性菌，平時是人類口腔和上呼吸道的正常菌群，」陳廷斌解釋，「如果心臟瓣膜有缺陷或損傷，細菌便會在結構異常的部位繁殖，引起亞急性心內膜炎。」

感受失能的恐懼

進行到此，終於拼上最後一塊拼圖。因為林佩蓉先天的二尖瓣閉鎖不全，當細菌進入血流、流經心臟，便附著在異常的心瓣上，形成一團由細菌和細胞組成的感染性贅生物，再隨著血流通往全身各個角落影響健康。

新的問題馬上浮現：這台「開心」的刀，要做？還是不做？

林良餘知道，就算確診心內膜炎，很多時候未必要開刀，會以抗生素做為主要治療手段，「基本上每個人都不希望開刀，更何況這是『大刀』。」和心臟外科醫師游茱棱討論後，決定先採取保守治療，後續視病情進程再調整。

那是一段步步為營的日子。

醫療團隊從八月二十六日起在加護病房為林佩蓉施打抗生素，觀察反應。相安無事過了幾天，終於「解鎖」轉至普通病房。林佩蓉露出大大笑容說：「最開心的就是可以去上廁所。」

對於一連經歷生產、取栓手術的她來說，能夠「自主管理」去洗手間，確實是值得慶賀、最重要的小事。

只是高興沒有多久，二十八日上午，林佩蓉驚恐發現，自己的右手又舉不起來，但症狀僅持續兩、三分鐘，等護理師和住院醫師趕到時已經好轉。可是，接下來連續兩天，她不時感到舉手乏力，而且連左手也出現問題。

這是林佩蓉第一次在清醒的狀態下，意識到自己頻繁出現肢體無力的狀況，甚至用手機錄下自己短暫失能的影像，「覺得自己是不是快要死掉了。」前所未有的恐懼，席捲而來。

早先看過相同症狀、「搶先」感受過同樣驚恐的林良餘，這時反而能冷靜面對，從旁安慰。林良餘說，醫生認為有可能是體內還有一些團塊在血管中游離，隨血流運行至遠處，造成栓塞，或許過段時間，就會被身體代謝消除。

三十一日檢驗報告出來，查到感染來源是心臟瓣膜上的鏈球菌，醫師當機立斷對夫妻倆提出開刀建議。

游茱棱指出，因為在林佩蓉身上仍反覆出現症狀，若不及時移除贅生物、進行二尖瓣膜修補手術，「一旦變得太嚴重，會造成不可挽回的後果。」

術前準備，林佩蓉又做了一次全身電腦斷層。回想起獲知太太檢查結果瞬間，林良餘仍覺得害怕，「感覺她幾乎是全身上下都有栓子（團塊）跑來跑去！」

最後一次的見面？

被告知最好趕緊進行手術的當下，林佩蓉正準備去探視已經出生一週，卻還未見過任何一面的寶寶。基於安全，醫師下達禁令，此舉讓她失落不已。好在神經內科的專科護理師幫忙求情，林佩蓉才能坐著輪椅到新生兒加護病房外，遠遠地看。

「一開始看到寶寶時，只覺得她小小的臉蛋皺巴巴的，長得好醜，」她半開玩笑地形容對女兒的第一印象。但是，短暫的會面喜悅旋即被即將開刀的擔憂沖垮，笑著笑著就哭了。

手術前一晚，症狀加劇，林佩蓉不僅手腳都失去力氣，碰觸也沒有知覺，甚至到了半夜，手部整個攣縮。意識清楚的她，只能眼睜睜地面對身體上令人心慌的改變。

以前看大家出去玩好像沒什麼，
現在覺得可以像一般人一樣過生活，很棒。

——病人家屬 林良餘

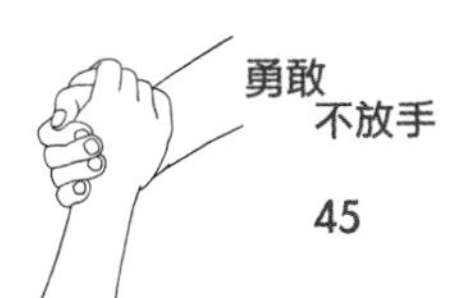

林佩蓉回想，過去工作接觸到的心內膜炎病人，好像都沒有中風那麼嚴重的案例，這些經驗再三加深恐懼，「醫生特地開了安眠藥，我吃下去還是完全睡不著，很怕睡著以後醒不過來。」

九月一日一大清早被推進手術室前，父母和公婆都趕來醫院，為她加油打氣，「我忍不住想，那會不會是我最後一次看到他們？」

從病房到手術室的這段路，彷彿變得十分漫長，一路上，林佩蓉眼淚沒停過，也不敢交代隻字片語，「很害怕有什麼不好的結果，說了之後就會成真。」林良餘為了傳遞正能量給太太，全程強忍著淚，直到手術室大門緩緩關閉，才放任情緒潰堤。

慶幸的是，歷時六到八小時的手術順利完成，術後住院施打兩個月的抗生素，平安地在十月二十七日出院。

林良餘在太太身上作勢比劃，「她現在胸前一條、肚子一條（開刀疤痕）。」從剖腹產、取栓再到心臟手術，他有感而發：「那一整個禮拜真的過了很多難關。」

團隊合作的守護

「腦中風」是造成全球人口死亡與失能的主要原因之一。衛福部歷年公布的臺灣十大死因統計中，腦血管疾病均為第二至四名，平均每年奪走一萬多條寶貴生命。

對比起來，術後積極復健、持續回診追蹤的林佩蓉，除了思考或口說有時會停頓一下，反應較慢之外，旁人看不太出來她曾經中風過。「左側中大腦動脈中風是災難，但佩蓉運氣滿好的，」陳廷斌直呼，因為缺血性腦中風如果發生在左腦，不僅會導致右側肢體偏癱，更怕影響到語言區引發失語症。

住院過程讓夫妻倆印象深刻的是，中榮院長陳適安來關心重大疾病病人狀況，且積極要求醫療團隊釐清林佩蓉中風原因，安排血液腫瘤科、心臟內科等各科醫師會診。

「院內同仁真的都很幫忙，醫師各自發揮專業，最後才有這樣的成果，」林良餘說太太的案例實在太過於非典型，為了找病因讓大家傷透腦筋。

院長陳適安除了對他們表達關心，也密切追蹤團隊的檢查與治療進度。「緊急該做的同仁都做了，但院長經歷豐富，指導還有哪些更細緻的項目可以探索，」林良餘感激地說。

走過那一段在手術室和病房間疲於奔命的日子，林良餘更能體會病人家屬陪病的感覺，「那兩個多月我下班後就去睡病房，換下制服就變成家屬，」身為護理人員的他，現在和家屬說明病況時，更能將心比心顧及對方感受。

而原本就很能同理病人情緒的林佩蓉，在大病一場後更能感同身受，「我希望以後能鼓勵更多病人，勇敢面對病痛。」

感念日常的珍貴

剛開完刀那陣子，林佩蓉記得，雖然身體痊癒了，但心情上還是會害怕，晚上幾乎都不太敢睡，「醒來的第一件事就是先抬抬腳、動動手，確認自己的反應。」坐在一旁的林良餘握著太太的手說：「我每天一睜開眼，都會習慣先去拉她的手。」

幾經生死關頭，也打亂了小家庭原本的計畫。林良餘不吝讚美太太的工作表現比他出色，原本他想著等孩子出生後，自己要留在家裡「相妻教子」，但現在不得不改變，「是我要拚一點了。」

對於家庭重回軌道，兩人除了感謝，還是感謝。林良餘笑笑說：「以前看大家出去玩好像沒什麼，現在覺得可以像一般人一樣過生活，很棒。」林佩蓉調皮補充：「還可以跟他吵架。」家人之間最習以為常的日子，也是最珍貴、最無可取代的。

文／張雅琳

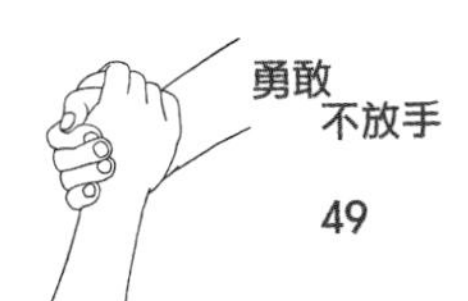

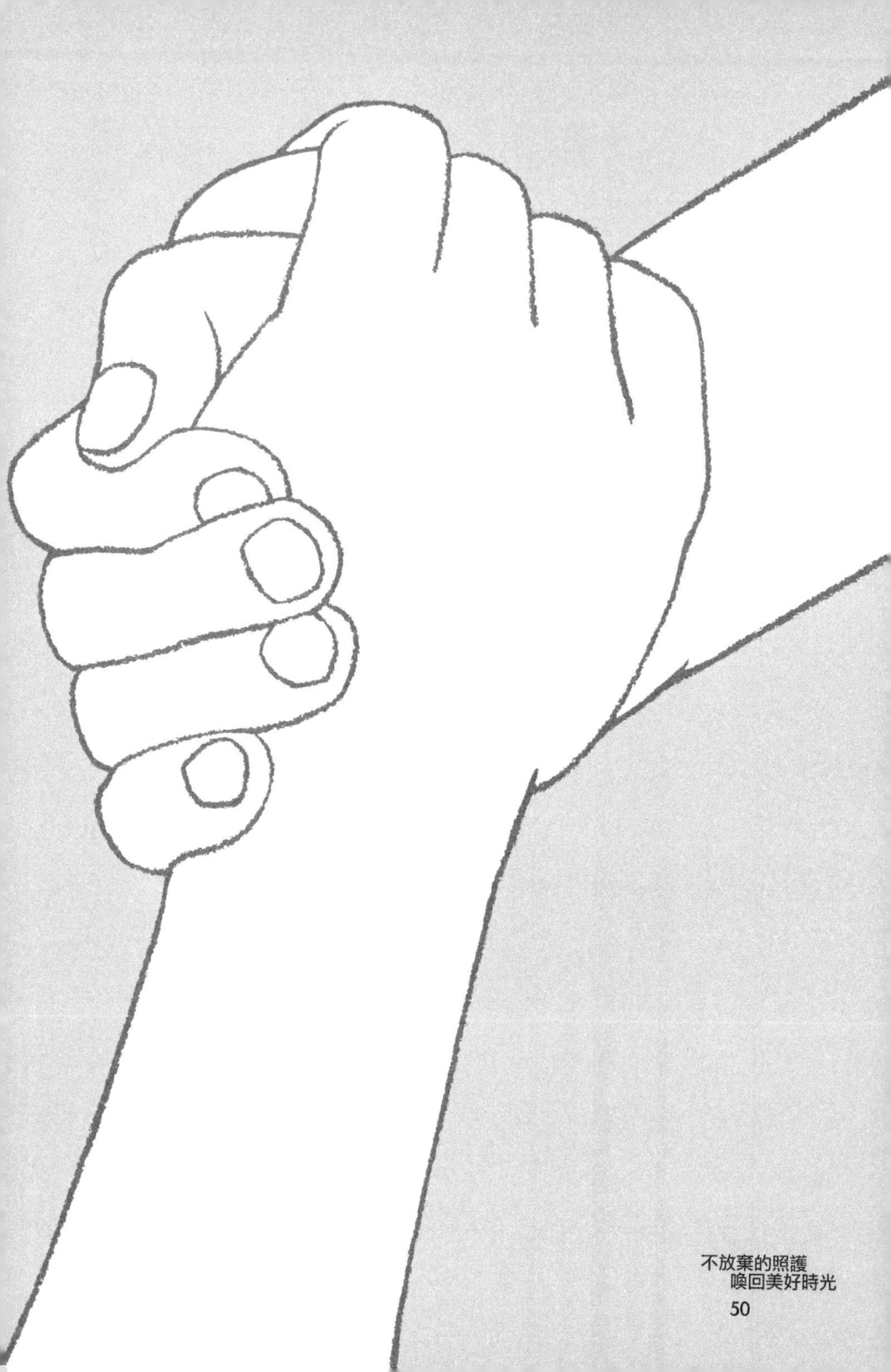

八仙塵爆七成皮膚燒燙傷

不放棄的照護
喚回美好時光

全身有七一%的皮膚被燒傷，
林佩璇曾一度心臟停止跳動，
賴志昇醫師團隊和家人一同面對照護挑戰，
不僅讓她擺脫陰霾，
更牽起一段深厚的醫病情誼。

二〇一五年六月二十七日，新北市八仙樂園裡本該充滿歡笑與歌舞，一場塵爆，讓「彩虹派對」的狂歡，在一瞬間變成了無盡的災難。狂風捲起彩色迷霧，眼前景象令人難以置信，火焰與煙霧交織，嚇人的尖叫聲此起彼落。

那一片火光中，總共造成十五死、四百八十四傷。無數傷痛的身影中，當年十八歲的林佩璇是其中一位。

曾是城市小姐的她，全身大面積皮膚遭受火吻，雖然很早就幸運地被救護車送進三重市立醫院，但悲劇並沒有結束。由於市立醫院沒有燒傷專門病房，苦等了兩天之後，六月二十九日，林佩璇才被緊急轉進臺中榮總，與同樣遭遇的表姊邱馨慧住進燒傷加護病房，由重建整形外科主治醫師賴志昇醫治。

當時，林佩璇的狀態危急，送至中榮時臉部已經嚴重腫脹、意識不清，賴志昇立刻安排她到手術室進行緊急處置，「所幸佩璇還年輕，在腎功能、心肺功能都夠強的情況之下，才有辦法撐過那段期間。」

多活一天都是奇蹟

對大面積的燒燙傷病人來說，根本沒有所謂的「穩定期」。中榮雖然已在第一時間進行搶救，但林佩璇依然面臨隨時危及生命的狀況，一刻也不能放鬆。

林媽媽回憶，女兒在剛動完手術時意識還算清晰，隔著透明玻璃窗會客時，心急地想要下床、想要說話，「她說什麼我也不大記得了，大概是叫我們要放心。可能知道自己惹禍，從出事到送醫院，一直說沒事、不會痛，還詢問同行的友人怎麼樣。」

其實，在同行的友人當中，受傷最嚴重的就是林佩璇自己。她全身七一％的皮膚被燒傷，其中，六〇％以上全都接近三度燒傷。

三度燒傷是什麼概念？一般被熱水燙到輕微紅腫是一度；嚴重到起水泡是二度；全層皮膚都已損壞則是三度，甚至到達底下的脂肪、肌肉、肌腱、韌帶；傷及骨頭等更深層部位，就是四度。

也就是說，林佩璇全身大約有四成以上的傷口，深及皮膚底層。嚴重的程度讓賴志昇坦承，哪怕過了一個月，她還是隨時可能熬不過去，因為在清創、還沒有植皮的過程裡，隨時一個敗血症，就可能帶走她。

賴志昇解釋，大面積、程度又深的燒燙傷病人，頭一、兩週的治療主要針對恢復心肺功能和避免器官功能衰竭為主，也只能針對小區域的燒燙傷部位進行清創，「每一次清創壓力都很大，因為範圍越大，身體的調控、免疫感染等，都有可能發生很大變化，一旦流血就要輸血，輸血又考驗著腎功能、心肺功能撐不撐得住。」

情況危急之下，護理師們發揮了最大的功效。當時，不僅當班人員會無微不至地照顧林佩璇，就連已經下班的同仁，也都自願留下來協助。

「我們當時很想幫助佩璇度過難關，很多護理師上白天班，三點就可以下班了，但他們會一直幫忙到晚上十一點才離開，一起監測她的狀況，看是要補水，還是要輸液，」護理師蔣念懷回憶當時狀況。

救與不救的生死關頭

沒想到，到院的第五天晚上，醫院同仁就面臨了最大的挑戰。

賴志昇回憶，那一天原先預定要進行兩位病人清創手術，一位在早上、一位在下午。早上的手術順利結束，但就在下午要準備為林佩璇清創時，時任重症加護內科醫師王振宇憂心地說：「賴醫師，我剛剛看X光片，覺得肺部有點問題，今天再做清創可能會出事。」

於是賴志昇將手術暫緩，決定先處理肺積水狀況、調控好心肺功能。沒想到，就在調控過程，隔日凌晨四點不到，林佩璇的心臟突然停止跳動。

林媽媽回想起那一天，仍是餘悸猶存。在塵爆意外後，臺中福華飯店提供免費房間給病患家屬休息，林媽媽、林爸爸也住在那裡。半夜，他們突然聽到手機響，嚇得從床上驚醒，電話那頭聲音急促，希望他們立刻趕往中榮。

他們氣喘吁吁地抵達時，才知道林佩璇因敗血症導致感染性休克，正在急救中。「醫師問我們，要不要考慮放棄急救，其實我知道他的意思，像這種狀況就算救起來了，也不會太好，」但林媽媽當時心亂如麻，一心只求醫師要救，後面會如何、如果成為植物人怎麼辦？這些問題她全部無暇思考。

在持續搶救下，林佩璇終於恢復生命跡象，但是腦波、瞳孔等已沒有任何反應。「就連把鎮定劑放掉時，照理說應該會痛，但她全身上下都沒有反應，」林媽媽說，醫師憂心林佩璇已成了植物人。

那次急救後，林佩璇就像是沒了靈魂一樣。剛入院時還能小聲說話、簡單互動的情況，沒幾天就風雲變色，陷入昏迷，全家人也陷入悲痛之中。

無聲四個月後的眨眼

接下來的每一天，林佩璇還是照常進行著清創、換藥等治療。唯一令人稍感欣慰的是，陷入昏迷的林佩璇，不必感受那些讓多數燒傷病人生不如死的換藥、翻身的折磨。

就這樣，林佩璇失去意識的日子，轉眼就過了四個多月。有一天，賴志昇語重心長地跟林媽媽說：「如果過了六個月佩璇還是沒有醒來，醫學上就會判定她是植物人。」

奇妙的是，就在醫師講完這些話之後的一兩天，護理師就跟林媽媽說：「佩璇好像有反應！」林媽媽彷彿抓到一線生機，覺得一定會有希望。

當時的護理師蔣念懷指出，一般而言，傷口面積太大的病患，較不建議家屬進病房陪伴，可是她發現林佩璇喜歡跟家人互動，尤其是聽到媽媽的聲音會流眼淚，雖然當時還沒辦法跟人有任何交流，儘管無法舉手、眨眼睛，至少已經有了意識。

後來，林媽媽會客時對著林佩璇說：「妹妹，如果妳有聽到我講話，就眨一下眼睛。」意外的是，林佩璇真的就眨了一下。林媽媽擔心只是巧合，又跟她說：「如果妳聽得到，這次眨三下。」林佩璇也真的眨了三下。從此之後，林媽媽每一次會客都要林佩璇練習，最後眨眼動作甚至可以加到十下。

「那時候，我覺得她真的回來了，」蔣念懷難忘當時的興奮之情。

一步步踏上歸家之路

從那時候開始，賴志昇對於林佩璇的恢復感到樂觀，從準備拔掉氣切管開始練習，讓她一步步試著自主呼吸。一開始先從一個小時開始，停掉機器、不輔助她呼吸，穩定之後，再慢慢地把時間延長。辛苦訓練了一兩個禮拜後，林佩璇終於可以自己穩定呼吸二十四小時，也達到了可以移除氣切管的標準。

回想那一刻，林媽媽仍是感激萬分：「醫療團隊跟我一樣沒有放棄，這個訓練很辛苦，因為你不曉得她聽不聽得懂，必須時時刻刻盯著看，確認呼吸狀況。」

開始恢復意識後，林佩璇治療的過程也就愈來愈順利，在長達五個月又兩天的時間中，總計進行了二十一次清創與補皮手術，傷口面積也從最初的七一％，縮小為五％。

醫療團隊跟我一樣沒有放棄，
這個訓練很辛苦，
因為你不曉得她聽不聽得懂，
必須時時刻刻盯著看，確認呼吸狀況。

——病人家屬 林媽媽

同年十二月中旬，她就順利轉進普通病房，準備在月底轉回臺北三軍總醫院，讓家屬可以就近照顧。對於賴志昇帶領的醫護團隊而言，林佩璇的治療已告一段落。但是，對於林媽媽全家人來說，挑戰才真正開始。

蔣念懷、林雅娟、張堯婷與蕭淑方等護理師，在這長達五個月的時間裡，平均每天都要為林佩璇換藥兩到三次。

面對如此嚴重的燒燙傷病人，縱使是專業、熟練的護理師，換藥一次也要花費至少兩個小時，「如果發現傷口有一些感染跡象，像是分泌物、味道，或是傷口呈現光滑面，就要使用一些抑菌成分的敷料或藥膏，因此佩璇身上同時都會存在三種以上的敷料，每天要換上兩三次，」護理師們感謝當時許多中榮退休的醫護人員、燒傷病房的學姊回來幫忙照料，減輕他們的負擔。

出院後的生活挑戰

出院後，這些換藥的工作就要落到林媽媽身上。為了讓林媽媽有充足的準備，院方在轉院前，先將林佩璇轉進普通病房，每天護理師們下班有空就會來普通病房，一邊關心她的情況，也順便把照顧、洗澡、換藥等注意事項傳授給林媽媽。

「一般人可能覺得，翻身有什麼難？可是她全身都是傷口，翻身需要技巧。清理傷口時要同一個方向、不能來回抹，也不能用擦的，棉花棒輕輕滾一次就要丟掉，以前我哪有這些概念？護理師們很有耐心慢慢教我，才慢慢地學會，」也就是從這個時候開始，林媽媽才對自己接下來的人生挑戰有了覺悟，也總算明白，急救當時醫師問的「要不要救？」透露了家人接下來得面臨的照護挑戰。

剛回到家時，每一次的換藥、洗澡、包紮等，全部都是挑戰。

「一般人還可以配合，稍微抬一下身子，但佩璇沒辦法，全身都軟趴趴的，每一個動作都要花好多時間，」林媽媽說，「一天換藥一次，我跟婆婆兩個人，光是洗澡到換藥就要耗四個小時。」

那段時間林佩璇的智力大約只有二至三歲的程度，每當遇到疼痛、不舒服，只能用哭來表達自己的需求。林媽媽也就這樣，每一天都在換藥、洗澡、翻身，以及無止境的哭聲中度過。

擺脫陰霾迎向陽光

離開醫院的這些年，林媽媽放下一切、專心照顧女兒，除了一邊照護傷口與復健，也嘗試進行高壓氧治療。

漸漸地，林佩璇的智力有了明顯提升，現在已經恢復到國中以上的程度，並為自己規劃中短期目標，努力練習自己站起來、走路。甚至，在陽光基金會的幫助下，她在市集上有一個自己的攤位賣手工餅乾，偶爾表姊邱馨慧也會一起賣賣小飾品，姊妹倆離開了病床，感情依然緊密。

原本經營早餐店的林媽媽，因為這場意外事故，不得不決定結束營業。這一路上，經歷許多貴人相助與鼓勵，「知道我的店要收，客人們在鐵捲門上貼加油海報和很多鼓勵的話，鄰居拍照給我看，看了以後真的好感動。」

在臺中陪病的那半年，林媽媽為了就近照顧林佩璇，特地在東海大學附近租了一間學生套房，房東知道他們的狀況，讓他們免費住宿，約定只收電費，「結果退租的時候，房東連電費都沒收。」

這段時光也將林佩璇、邱馨慧兩家人，以及當時臺中榮總的醫療團隊緊緊牽繫在一起。八年來只要有機會，賴志昇就會邀請所有人一起吃飯團聚。林媽媽指出，賴志昇不僅當年在病房照顧傷患，一路走來，還像家人一樣安慰所有人的心情，「很少醫病之間可以維持這樣的情誼，格外令人珍惜。」

八年過去，邱馨慧現在已嫁為人妻、還生下一個可愛的男孩；林佩璇也在持續的復健下，用樂觀與妙語如珠，讓一路陪伴的林媽媽哈哈大笑。當年被八仙塵爆燒得漆黑的種子，在愛與陪伴的滋養下，如今已一掃痛苦與憂慮，開出希望的花朵，在陽光下美麗綻放。

文／劉子寧

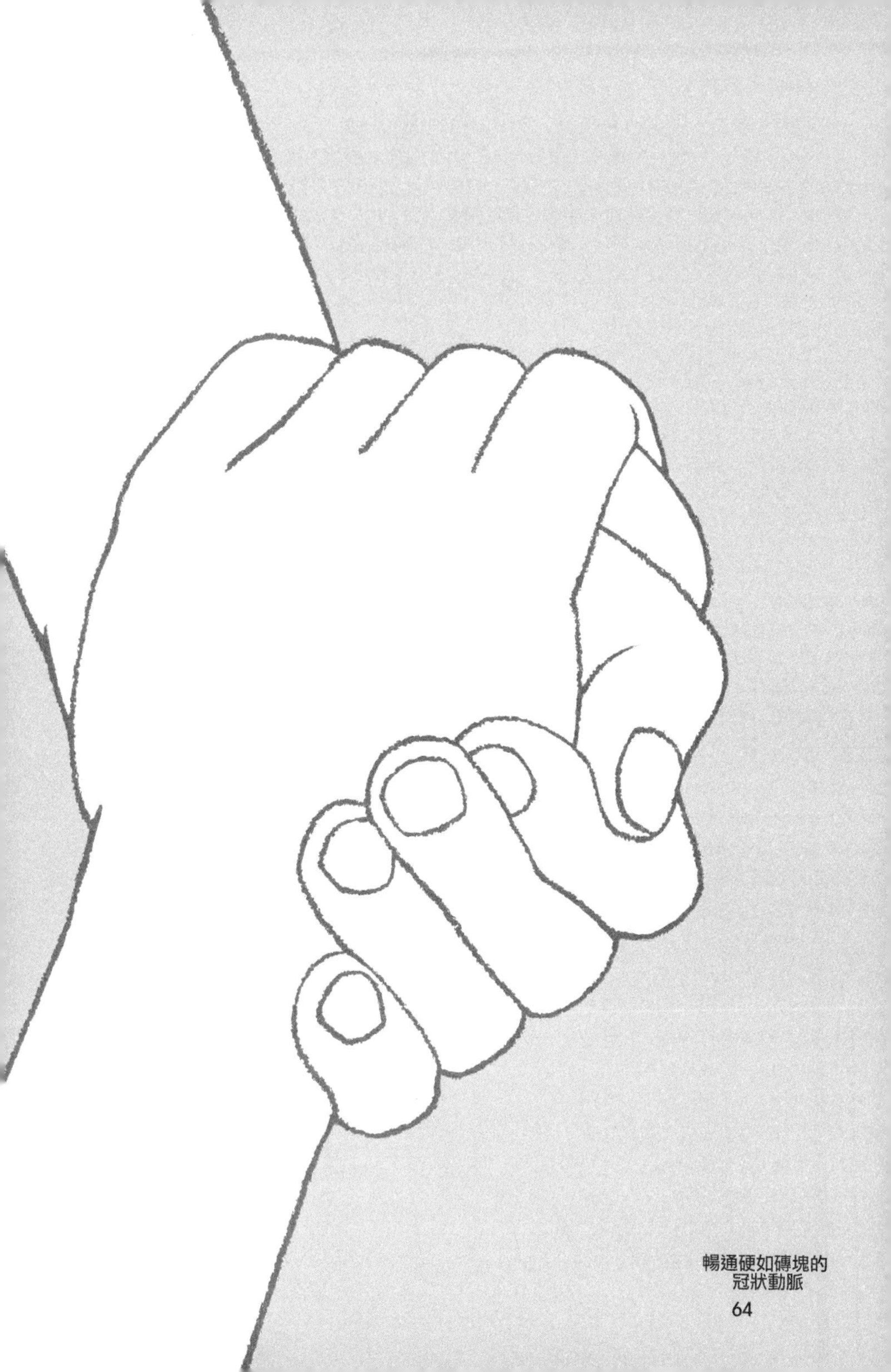

暢通硬如磚塊的冠狀動脈

兩度心肌梗塞仍可恢復正常生活

暢通硬如磚塊的冠狀動脈

三條心臟主要血管皆嚴重鈣化，
原本想要放棄的李宗鎮，
因醫師李文領的一句話激起希望，
中榮團隊用左心室軸型幫浦突破困局，
讓他遠離「提心吊膽」的日子。

李宗鎮深深記得響徹整間手術室的打磨聲，聲聲入耳，「就像鑽牆一樣，真的很嚇人。」躺在手術台時，醫師不時會跟他聊上幾句，詢問他身體感覺如何，「李文領主任一直對我喊話，要我穩住情緒不要激動。如果遇到卡關，他不會多說什麼，一通過的時候，他會馬上讓我知道，幫我打氣加油。」

「這絕對是萬中選一的病例。不管治療複雜度和技術層次，臺中榮總醫療團隊的冠狀動脈鑽石刀旋磨治療技術，在國內居於領先地位，也擁有最新穎的頂尖醫療器材，但沒有遇到全心信賴醫師的病人，也無從發揮。」

連醫生也印象深刻的病人

行醫近三十年，讓中榮心臟血管中心主任李文領印象深刻的這名病人，是住在臺中大雅六十多歲的李宗鎮。他在短短五年內，歷經兩度心肌梗塞，在不同醫院接受過一次心臟外科冠狀動脈繞道手術，三度心導管介入治療，在中榮醫療團隊完成複雜度極高的尖端手術後，順利恢復心臟功能，過著和正常人無異的生活。

從李文領手中「撿回一條命」的病人李宗鎮，在二度心肌梗塞時，心臟的主要動脈幾乎全部阻塞，還鈣化得像磚塊一樣硬，原本連開刀也無望。

早年在傳統市場經營童裝批發起家，爾後隨著成衣工廠逐漸將重心轉往海峽對岸，李宗鎮頻繁往返兩地，人不是在中國大陸，就是在往中國大陸的飛機上。退休後，繼續飛中國大陸遊山玩水，跑遍大江南北。就在一趟遊歷四川三大景區黃龍、九寨溝的途中，搭乘纜車到海拔三、四千公尺的地方時，發覺自己不太對勁，「就好像跑完步，喘不過氣那樣。」

回到酒店休息，不舒服的感覺未見消減，為緩解壓力，他索性點了支菸，「菸沒吸兩口就扔了，因為喘得太厲害，用嘴巴也難以呼吸。」

依據過去長年在中國大陸經商累積的生活經驗，反正生病就搭計程車去醫院。李宗鎮原以為自己不過是高山症，怎知凌晨到醫院檢查，X光報告出來，才知道大事不妙，原來是急性心肌梗塞。

包下醫療專機回臺治療

縣級醫院評估他的病情院內無法處置，緊急安排轉診，連夜將他送往位於成都的華西醫院。救護車在高速公路上急馳，開了大約四、五個小時，急診室的年輕女醫師全程陪同。尷尬的是，當時他施打藥物後，頻頻出現尿意，李宗鎮對此記憶猶新，「到醫院時我整條褲子都濕了，實在忍不住，拿兩個尿桶也不夠裝。」

只不過，華西醫院雖然是中國大陸規模最大的醫院，醫療水平先進，卻是人滿為患。發病隔天，李宗鎮兒子一早從臺灣趕去，光是下樓幫他買午餐，排隊等電梯就花了個把鐘頭。

「人多到恐怖，」李宗鎮形容當時狀況，八人房塞了十六個病人，病床密密排得宛如通鋪，想下床，得挪開一床，才有走動空間。

李文領主任一直對我喊話，
要我穩住情緒不要激動。
如果遇到卡關，他不會多說什麼，
一通過的時候，他會馬上讓我知道，
幫我打氣加油。

——病人 李宗鎮

診斷結果，李宗鎮的心臟三根血管皆嚴重堵塞，命懸一線。醫師叮囑他說話要輕聲細語，「甚至連打個噴嚏都很危險，」李宗鎮指出，儘管情況如此危急，手術仍然得等上至少四個月，「沒辦法，整間醫院都塞爆了。」

醫師建議李宗鎮，與其留在當地漫長等待，不如趕緊回臺灣治療。性命要緊，他斥資百萬元包下醫療專機返臺，在北部心臟科名醫救治下，移植自體血管進行繞道，取代阻塞的血管，順利完成手術。

鑽石旋磨術搶救鈣化血管

然而，平靜的日子只有短短幾年。

李宗鎮曾聽其他醫師說過，如果以靜脈血管做為血管通路，正常情況可保十年無虞。「但我有糖尿病，使用年限要打五折變成五年。我又有抽菸，再打個八折，差不多可以用四年，」不偏不倚，整整四年後，李宗鎮再度察覺到自己持續性的胸痛、呼吸困難。

「心臟有問題，它會告訴你，」李宗鎮到地方醫院接受心導管攝影，發現當初所接的血管已經完全堵塞，但醫師評估沒有適合的血管可以進行再次繞道手術，建議他另尋名醫，或到大醫院問問有沒有辦法。

聞言彷彿被當場宣判死刑。當李宗鎮萬念俱灰，準備北上求診之際，接到朋友來電，「她在電話裡跟我説，你去臺中榮總找李文領。」

李宗鎮特別記得，看診時李文領話説得非常直接：「講句難聽的，你已經什麼都壞掉了，壞得一塌糊塗。」

那時李宗鎮的右冠狀動脈全阻塞，左迴旋支動脈則是從中段開始阻塞，剩下唯一一條左前降支動脈雖然勉強可通，但也呈現瀰漫性病灶，李文領用滿目瘡痍來形容，「沒一個地方好的。」更糟的是，這三條心臟主要血管皆嚴重鈣化，硬如鋼管。

李文領認為，若為病人再次進行繞道手術治療，風險過高，並不那麼適合。若採用心導管介入治療，以「鑽石旋磨術」搶救鈣化血管，利用前端帶有細鑽顆粒的橄欖型鑽頭，高速旋轉「硬碰硬」磨掉硬化斑塊，雖然困難，或可一試。

回想當時心情，李宗鎮頗有感慨。李文領篤定的一句「我會救你」，有如水中浮木，讓原本打算放棄的他，心一橫，想說死馬當活馬醫，碰碰運氣。

李文領解釋，病人本身冠狀動脈血管病變複雜，技術困難，一旦發生併發症，後果也很嚴重，「這種稱之為CHIP（Complex High-risk Indicated Procedure）複雜高危病人介入處置，不僅考驗醫師技巧，手術風險也提高。」

成功修好唯一生命線

手術在二〇二一年十一月進行。考慮到其餘兩支血管已完全閉塞，為了避免術中發生休克死亡，中榮心臟團隊決定啟用葉克膜輔助介入，支撐病人度過手術。在資深手術團隊的合作無間下，費時兩個半小時才打通李宗鎮的左前降支動脈。

李宗鎮笑說，當下李文領主任甚至都大喊一聲「通了！」可見完成這場高難度的手術，讓所有人精神都為之一振。術後順利移除葉克膜，李宗鎮第二天就出院，不再「心痛」。

修好了李宗鎮唯一一條生命線，李文領信心大增。他盤算著，如果再打通慢性全閉塞的左迴旋支動脈，無異錦上添花，幫助病人心臟功能提升。兩個月後，他再度安排進行第二次心導管，這一次卻踢到鐵板。

「血管變窄只是狹窄，如果是『全閉塞』，那就意味著沒有路了，」李文領指出，動脈粥狀硬化是因為血管內油脂堆積，形成斑塊，導致發炎，阻礙血流。血管鈣化指數愈高，表示動脈硬化的程度愈嚴重，「跟磚塊一樣，那是很可怕的。」

李宗鎮的案例正是左迴旋支呈環形鈣化，無法單純以氣球撐開血管，置放支架，必須先以冠狀動脈旋磨術開路。李文領搖頭直喊：「鈣化太扎實了，用了兩種鑽頭也過不去。」手術進行了四小時，始終無法突圍，在安全考量下選擇喊停，無功而返。

「第一次手術做完開通，第二次失敗，」但李文領正面看待最終結果，「至少病人還有一條半的血管可以作用。」

突破困局再拚一次手術

沒想到，數個月過去，一場突如其來的急性膽囊炎，讓李宗鎮無法繼續安穩度日。當時，他突然感到身體劇烈疼痛，從前胸蔓延到後背。趕往急診室照超音波，確認是膽結石引起的急性膽囊炎。

照理來說，直接切除膽囊就可以解決，問題是，任何的麻醉或手術對於僅剩一條完整血管的心臟而言，都是不可承受之重，「根本沒有醫師敢拍胸脯，幫我開刀。」

折衷方式是，先在體內裝置一條引流導管，把膽汁從肝臟引流出體外。雖暫緩膽囊發炎的燃眉之急，卻也造成諸多不便。「有時候三天管子就堵住了啊！能怎麼辦呢，就要跑醫院，」李宗鎮得時時留意導管是否保持通暢，背在身上的引流袋，成為生活中無法忽視的一大存在。

「袋子背一天，就好像有支針管插在你肚皮上一天，」每晚李宗鎮直挺挺地躺在床上，就怕一個不小心翻身拉扯，有時半夜壓到痛醒，就再也不敢睡了，只能睜眼熬到天亮，「很苦啊！想死的念頭都有了。」

二〇二二年十一月，臺中榮總引進左心室軸型幫浦（Impella），為此困局重燃一線生機。

李文領指出，不同於人工心肺機葉克膜，左心室軸型幫浦的功能就像是人工心臟，在手術中取代左心室，確保病人血流順暢，避免術中發生心因性休

複雜高危病人介入處置，
不僅考驗醫師技巧，手術風險也提高。
——醫師　李文領

克，是進行心導管介入治療的一大利器。

李宗鎮說，當醫師向他提議有了新儀器，是否要再試一次，修好心臟其他阻塞的血管？他連成功機率多少都沒問，二話不說一口答應，「叫我背膽袋活下半輩子，我不願意啊！手術能做，當然要做。」

他轉頭跟一旁陪同看診的兒子交代，萬般皆是命，不要追究責任，衍生醫療糾紛。「醫師願意幫我做手術，就已經千恩萬謝，」甚至豪爽直言，如果真有什麼萬一，「大不了跟榮總要一條毯子，包一包拿去隔壁殯儀館火化，錢繳一繳就回家了。」

他說自己當然不是不害怕，但不想給醫師壓力，希望李文領放手去做。「主任說這是榮總首度使用此儀器，但我很樂意當白老鼠。不做手術，我就是痛苦一輩子，誰不希望拚一下呢？」

醫療團隊在二〇二三年一月重啟左迴旋支心導管旋磨手術。李文領細數個中困難，比如病人血管硬化嚴重，鑽頭前進的方向不易百分之百操控，「血管全閉塞的時候要用導絲去找路，這個技術並不容易。」此外，從左主幹到迴旋支的角度過大，反覆通過轉彎處時，也有磨破血管的風險。

最終，耗時四個半小時成功打通左迴旋支，也完成藥物支架放置。李宗鎮對李文領的精湛醫術讚嘆不已，「李文領主任真的很厲害，我在做心臟手術前一天先去住院準備，手術後隔一天就可以出院。」術後相距一個多月，李宗鎮隨即接受膽囊摘除手術，告別一百多天真正「提心吊膽」的日子。

徹底擺脫引流袋和氧氣瓶

「人啊，真的生不得病，」對於這一路病痛辛苦，李宗鎮頗有感觸。手術結束後，有好一陣子，他每天起床第一件事，還是會習慣性地摸一下腰側，確認引流袋是不是還在原位，「之前半夜上廁所都得扶著袋子，就怕一個沒弄好管子掉出來，又要跑醫院。」

他手指一旁從藥局買回來的桶裝氧氣瓶，說還沒做心導管手術前，經常一

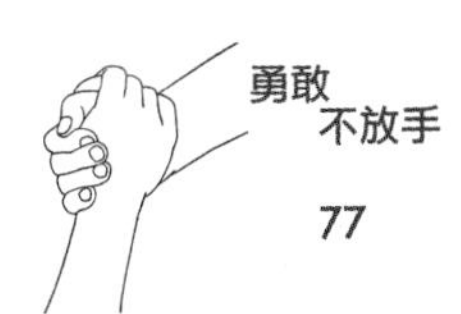

口氣吸不上來，特地買了氧氣瓶為自己「打氣」。至於剩下的第三條心臟血管要不要繼續打通？「醫師說這兩條他都幫我『整理』過了，是全通的，夠我再用二十年。他講得很有自信，都聽他的。」

鬼門關前走幾回，李宗鎮想起自己在中國大陸華西醫院時，有天迷迷糊糊醒來，耳畔聽到喃喃佛號，他抓著女兒問怎麼有誦經聲，「是不是我掛了？」女兒笑答是病房裡的西藏孩童在做早課。如今重拾健康，謝天謝地，最感謝的就是李文領和醫療團隊。

揭開家族性心臟病史

「以前我從來不曉得自己有心臟病啊！」十幾歲時爸爸就心臟病發走了，那時他還不知道什麼叫做心肌梗塞。他的大哥因為心肌梗塞引起心臟壞死，送醫沒能及時救回，二哥平日裡很少往來，李宗鎮也是後來才知道對方做了開胸繞道手術。

直到自己病發，趕緊要家人都去做檢查，才發現這是具家族性的心血管疾病史，「從爺爺那一代算下來，沒有男性可以活過六十歲，都是死於心臟病，」李宗鎮補充，「我們家現在都給李文領看診，主任就好像是我們心臟的家庭醫師。」

獲得病人如此的信賴，李文領笑笑地說，自己也從病人身上接收到很珍貴的回饋，信賴的醫病關係，不外如是。

文／張雅琳

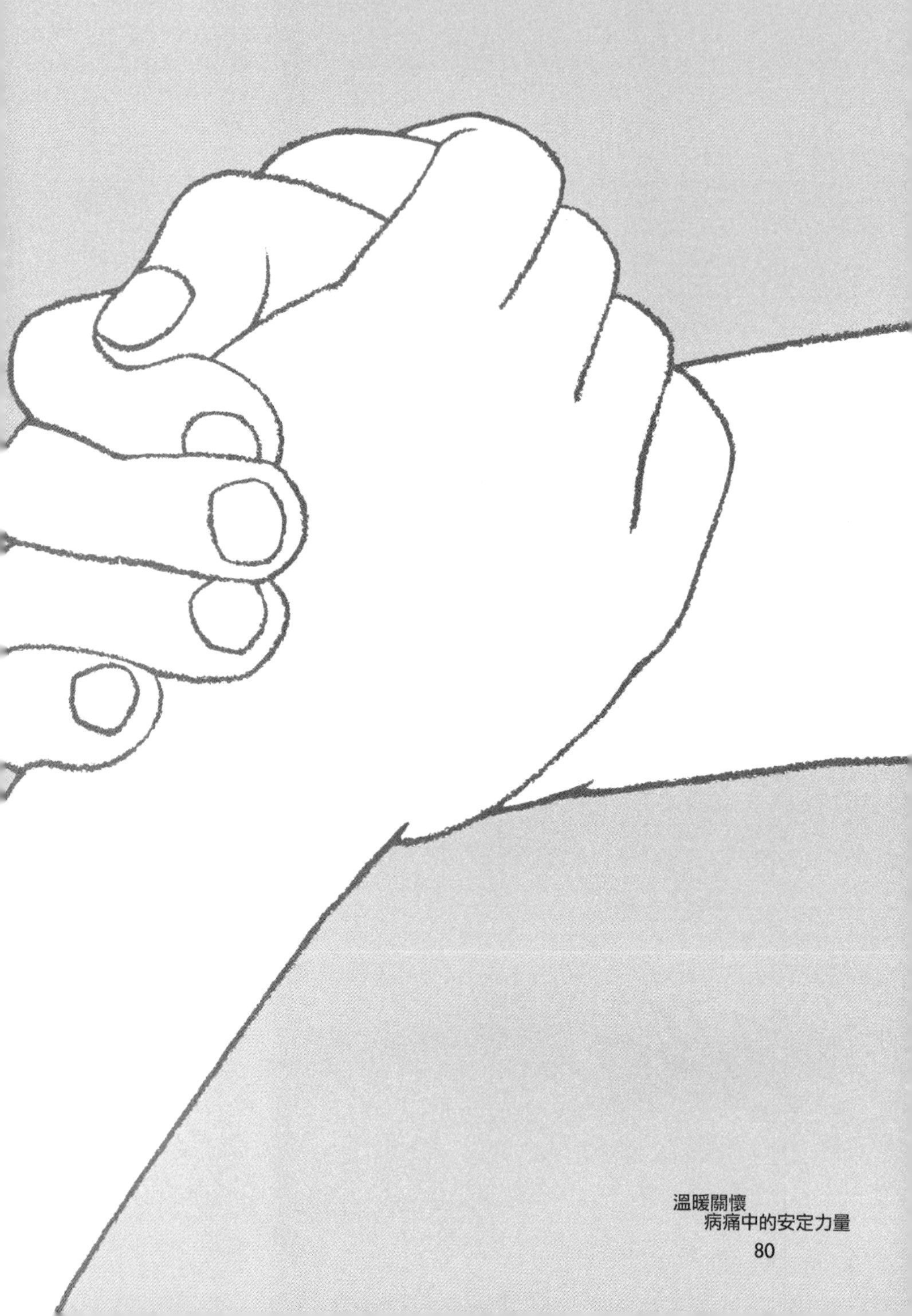

僵直性脊椎炎遇上腸阻塞

溫暖關懷 病痛中的安定力量

黃旐濤因為急性腸阻塞必須開刀，而僵直性脊椎炎讓手術難度倍增，在吳峯旭醫師團隊的手術與照料下，他感受到醫療夥伴的細緻關心，一輩子都難忘。

「如果沒有突如其來的肚子痛，我本來應該要開心參加孫女的幼兒園畢業典禮，」黃旐濤回憶起二〇一九年的七月那一天，「這一切的一切，都因為我的腹痛如絞全部給打亂了。」

黃旐濤到臺中榮民總醫院門診，發現是因二〇一三年的一場手術，出現術後沾黏症狀引起急性腸阻塞，於是立刻轉急診，緊急安排手術。由於及時開刀，沒有引起更嚴重的併發症。只是術後卻因為傷口遲遲無法癒合，持續住院觀察。

黃旎濤沒想到，再次走出醫院時，竟然已經是二十三天以後。

腸沾黏多年才出現症狀

「若說六年前參與開刀的楊晨洸醫師是我的救命恩師，那這次緊急幫我開刀的吳峯旭醫師就是我的續命大師了！」黃旎濤這麼形容。

沾黏是人體傷口癒合的自然修復機制，過程中創傷附近的組織會連結在一起。臺中榮總一般外科主治醫師吳峯旭進一步說明，「無論大小手術，開刀後都會產生一定程度沾黏，但病人不一定會有症狀，只要沒產生併發症，其實就沒有關係。」

「在這當中，腹腔手術後沾黏最常引起的併發症就是腸阻塞，通常是因為在腸道跟腸道之間，或是腸道與腹腔壁上的腹膜之間的沾黏，所引起的續發性腸阻塞，」吳峯旭指出，腸子因沾黏產生阻塞時，腸子就會被束住、打結。由於阻塞不通，吃進去的食物會全部卡在腸道，產生腹部絞痛、脹痛，噁心嘔吐的狀況。只要開過刀有沾黏，任何時間都可能引發因沾黏導致的腸阻塞，這種阻塞有時在非常久之後才會出現，甚至久至十年以上都有可能。

在腹痛難耐之前，其實黃琁濤就因為陸陸續續幾次肚子痛，前往苗栗的醫院就診。當時醫師研判是術後沾黏引發的腸阻塞，可以暫時用引流的方式緩解阻塞。他記得事發當天早上，肚子就一直悶悶堵堵的，到了下午突然開始劇烈地絞痛，於是就近到苗栗醫院急診。

未料，回家後卻開始狂吐，不管吃飯、喝水、吃藥全都吐了出來，一整個晚上折騰了六、七次。等到再次回診時，醫生照了X光判斷是腸阻塞，需要立刻住院。

判斷動刀時機是最大課題

黃琁濤本來就排定，兩天後要到臺中榮總大腸直腸外科門診，於是當下決定直接轉到中榮。門診的直腸外科主治醫師陳明正一看到他的狀況，立刻將他轉去了急診。

二〇一三年，黃旐濤曾因惡性腫瘤在中榮做過攝護腺手術，當時參與手術之一的泌尿外科主治醫師楊晨洸，獲悉黃旐濤的情況立刻趕來，檢視病例後，認為一定要開刀。

「沾黏引起的腸阻塞問題可大可小，輕微的腸阻塞是有可能自行緩解，或採取用藥、引流、點滴輸液等保守治療，就可以獲得改善。然而如果情況嚴重時，就會導致腸道嚴重腫大，甚至逐漸進展到腸壞死，進而可能引發腹膜炎或甚至敗血症。所以必要時，就需要用手術的方法拉一把，」但吳峯旭強調，腹部再度開刀總是有風險。

因為二次手術的困難度較高，容易出現併發症，且依舊會再產生新的沾黏。因此，要正確判斷動刀的時機點是很困難的。如果太早介入，讓用保守治療就可以過關的病人白白挨了一刀，冒了風險；但若太晚介入，就怕手術時發現腸子已經救不回來，甚至病人發生如敗血症等狀況，都已經進展到無可挽回的地步，「這永遠是做腹部手術的外科醫師所要面臨的課題。」

黃旐濤到院急診時病程時間已經滿久了，根據電腦斷層顯示的阻塞狀況來看，要自行修復並不容易，因此吳峯旭立刻緊急安排手術來剝離沾黏，解開阻塞的腸道。

在狹小腹腔開刀的挑戰

黃旐濤一聽到腹部需要再度動刀時，憂心不已。

二〇一三年黃旐濤曾在中榮進行攝護腺手術，當時是由泌尿外科主任歐宴泉負責執行達文西手術。由於黃旐濤患有僵直性脊椎炎，身體結構嚴重變形，一直維持駝背的姿勢，以致於一般只要兩、三個小時的手術，歐宴泉整整花了八個小時才完成。體態的獨特性讓手術困難度大幅提升。歐宴泉開完刀後說：「要是換上別人來動刀，就算手術順利，也未必能縫合傷口。」

原來，黃旆濤因為體態的關係，腹腔空間比一般人小了很多，成為手術中最嚴峻的挑戰。一般開刀的刀口需要一隻手可以伸進去的大小，若患處在非常深的地方，刀口就需要再開大一點，然而黃旆濤的身體情況並不允許。

更棘手的是，一般人肚皮具有彈性，黃旆濤因患有僵直性脊椎炎，腹部長期呈現緊縮的狀態，張力非常大，傷口打開之後要再縫合回去，也是一大難題。考量黃旆濤體態狀況，以及手術困難度，泌尿外科主治醫師楊晨洸遂決定轉請吳峯旭負責開刀。

清理腸阻塞並不是特別困難的手術，「但黃旆濤腹部已經完全沒有任何多

專科護理師是外科團隊中的重要成員，
是不可或缺的角色，
資深專科護理師有時甚至比住院醫師更熟練。

——醫師 吳峯旭

餘的空間，皮膚的傷口只能開十公分，就已經從胸骨抵到骨盆腔，」吳峯旭解釋，黃旐濤的腹腔空間只有約一般人的一半，因為刀口的限制，使執行手術相對困難許多。

吳峯旭還擔心，如果腸子腫脹得太厲害，就得分兩階段，等待腸子比較消腫後才能放回腹腔。「幸虧運氣很好，情況沒有惡化到過於嚴重，用鼻胃管放到靠近小腸端比較深處的地方，把氣、水抽掉後腸道就消腫了。」

手術過程中，不僅刀口小、清理腸道困難，麻醉、插管也都不容易，但吳峯旭不去多想，「不管有多困難，就專心盡力地去解決眼前的每一個問題。」經過團隊一個小時的努力下，手術順利完成。

專科護理師的細心照料

手術後的第四天，黃旐濤就可以順利排氣，意味著腸道暢通了。然而，因為傷口感染，癒合狀況不理想，仍需繼續住院觀察。

住院的日子中，每天兩次換藥，清理傷口的撕裂疼痛，是黃旖濤最害怕的夢魘。不過，負責照護的專科護理師廖宜歆，不僅專業，還特別細心，很能理解病人的感受，換藥動作輕輕巧巧。黃旖濤永遠記得，她在換藥時總是會說一句：「對不起啦，把您弄疼了！」

主治醫師查房時，經常可以看到專科護理師一起同行。「很多病人會誤以為他們只是醫生助理，就忽略了他們，」吳峯旭談到，「事實上，專科護理師是外科團隊中的重要成員，是不可或缺的角色，資深的專科護理師有時候甚至比住院醫師更為熟練。」

專科護理師是進階護理師，至少需要兩到三年的臨床經驗，加上專科的訓練和實習，並通過口試及臨床技能評估，才能取得專科護理師執照，是維繫病人照護品質最關鍵的角色。

由於主治醫師時間有限，無法及時照護到每一位病人，必須仰賴第一線的護理人員。外科專科護理師不僅可以提供病人與家屬醫療諮詢與專科護理指導、協助醫師觀察病人情形，更可以在醫師監督下執行醫療行為，例如表淺傷口清創、表層傷口縫合等。

就像是病人們貼心的守護者，廖宜歆即使在請假期間，也會用通訊軟體持續和黃旐濤保持聯繫，關心他的後續狀況。「廖專科護理師和病人關係都很好，甚至會互相留下聯絡方式，提醒病人術後要怎麼吃東西，」吳峯旭強調，專科護理師是安定病人很重要的力量。

悉心照顧過無數病人的廖宜歆，去年因突如其來的急性白血病離世。萬般遺憾和惋惜中，吳峯旭卻也從病人對她的緬懷，感到一絲寬慰，「廖專科護理師專業用心的臨床付出受到病人感念，永遠留在他們心裡了。」

治癒仰賴團隊合作無間

醫療過程中每個角色都很重要，都不可或缺。

住院期間，黃旐濤有次開玩笑地跟吳峯旭說，「這些小護士都好喜歡你。」想不到向來隨和的吳峯旭，立刻收起笑容正色説道，「什麼小護士，他們都是護理師！」

這樣的反應讓黃旐濤當場尷尬地臉色一陣青一陣白，卻也由衷佩服，「吳醫師不怕得罪人，當場立刻糾正我，是很有勇氣的人。」這段插曲，讓黃旐濤印象非常深刻。

吳峯旭之所以這麼嚴肅，是因為他認為完善的醫療，是高度專業分工相互合作的成果，每一份專業都需要受到尊重。

他強調，病人從進入醫院到出院，接觸過的醫療人員可能高達數十位，必須大家共同努力，才能把病人照顧好。

「在電視劇裡，經常可以看到外科醫師，戴上手術手套進到手術室，完成手術後，英雄式地推開手術門，」吳峯旭笑著説，看到劇裡這樣演，自己都覺得誇張。

他認為，外科醫師只是手術團隊成員之一，手術室裡護理師、麻醉部醫師

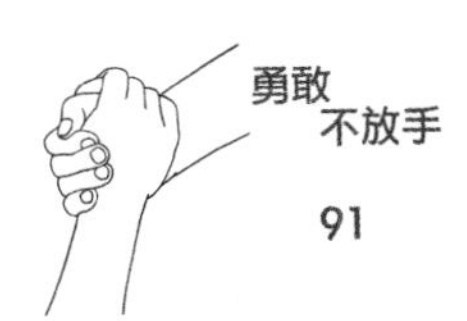

及麻醉護理師等，缺一不可，這些專業人員，卻很少被看到。

況且，病人入院後的治療，手術也只是其中一個環節，要能治癒，還需要多部、科跨團隊合作共同完成。

從黃旐濤一剛開始的直腸外科門診，轉到急診，由楊晨洸評估，最後轉給吳峯旭執刀，就涉及了許多跨科別的聯繫；而且手術成功只是通過第一道關卡，後續的照護，還要專科護理師、護理師、看護等許多人接棒。

疾病能否成功治癒，仰賴的是一整個醫療團隊的合作無間，以及團隊中每一位成員發揮自身的專業。

用真誠與專業建立信任

當世界只剩下六尺乘以三尺見方的天花板，任何一絲的關懷都意義重大。

一場突如其來的住院，讓黃旐濤在中榮足足待了二十三天，沒有網路、沒有電視，只能日復一日地等待痊癒出院。在漫長的等待時間裡，黃旐濤觀察了病房裡的點點滴滴，特別把這段經歷記錄下來，出書成冊，也送給了吳峯旭。

「其實我們很少有機會從病人視角，去看自己的醫療行為，從黃旐濤的紀錄，我深深地領悟，醫護人員是否真心對待病人，病人都能感受到，」吳峯旭提醒自己，不要忘記學醫的初心，才不會輕忽細節，忽視病人內心的感受。

黃旐濤還記得，第一次見到吳峯旭時，已經是要進手術室了。當下，只覺得醫師看起來很年輕，年輕得有點讓人不放心。然而，這層疑慮很快地就被吳峯旭的真誠及專業消除了。

吳醫師病人超多，開刀一台接一台，
根本來不及休息，
但他始終把病人放第一，
不管多晚都會親自巡房。

——病人 黃旐濤

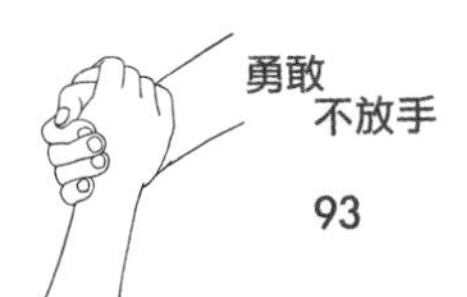

「吳醫師病人超多，開刀一台接一台，根本來不及休息，但他始終把病人放第一，不管多晚都會親自巡房，」黃旐濤回想那段住院期間，吳峯旭總是不斷關心自己的狀況，連出國期間，還特別囑咐專科護理師每天早上換藥時，把傷口拍照傳給他。回國後也迫不及待地穿著便服到病房探視。

對此，吳峯旭解釋，病人們見到主治醫師總是比較安心，不會感覺無助地被晾著，生病已經很辛苦了，醫師要盡可能地讓病人好受一點，並早點兒出院。他深知，醫師和病人之間的信任關係，需要慢慢建立。

每一份關懷都是力量

在中榮的二十三天，對醫院來說，是一如往常數千個日子中的一小段；對黃旐濤而言，卻是從鬼門關前被拉回來，終生充滿感激、無法忘懷的一段。

從攝護腺惡性腫瘤手術後，黃旐濤每三個月都會回診，和泌尿外科主治醫師楊晨洸見面看診，因此在急診時看到他出現特別激動，猶如大海中看到浮木。親切、客氣的楊晨洸，為黃旐濤帶來一股穩定的力量。

黃旐濤也清楚記得，在沒上麻藥之前，聽到醫院人員忙著聯繫手術團隊。那天是小週末，負責執刀的吳峯旭也已經下班了，卻在連絡後立刻趕來。還有的人從家裡被叫回醫院，有人晚餐吃到一半，有人要下班了臨時留下來。為了緊急手術沒有人猶豫，讓他感動萬分。

令黃旐濤倍感溫暖的，還有在手術室時，意識模糊之際有位客家護理師，在他耳邊用最熟悉的母語說：「阿公，不用怕，有我們陪著照顧您喔。」這般低語安慰，當下何等令人安心！

在中榮手術、住院的這段日子，受到醫療夥伴細心、溫暖的照料，點點滴滴都在心頭。每一份關懷，對於當時在病痛中的黃旐濤而言都彌足珍貴，也由衷感謝。

文／陳培思

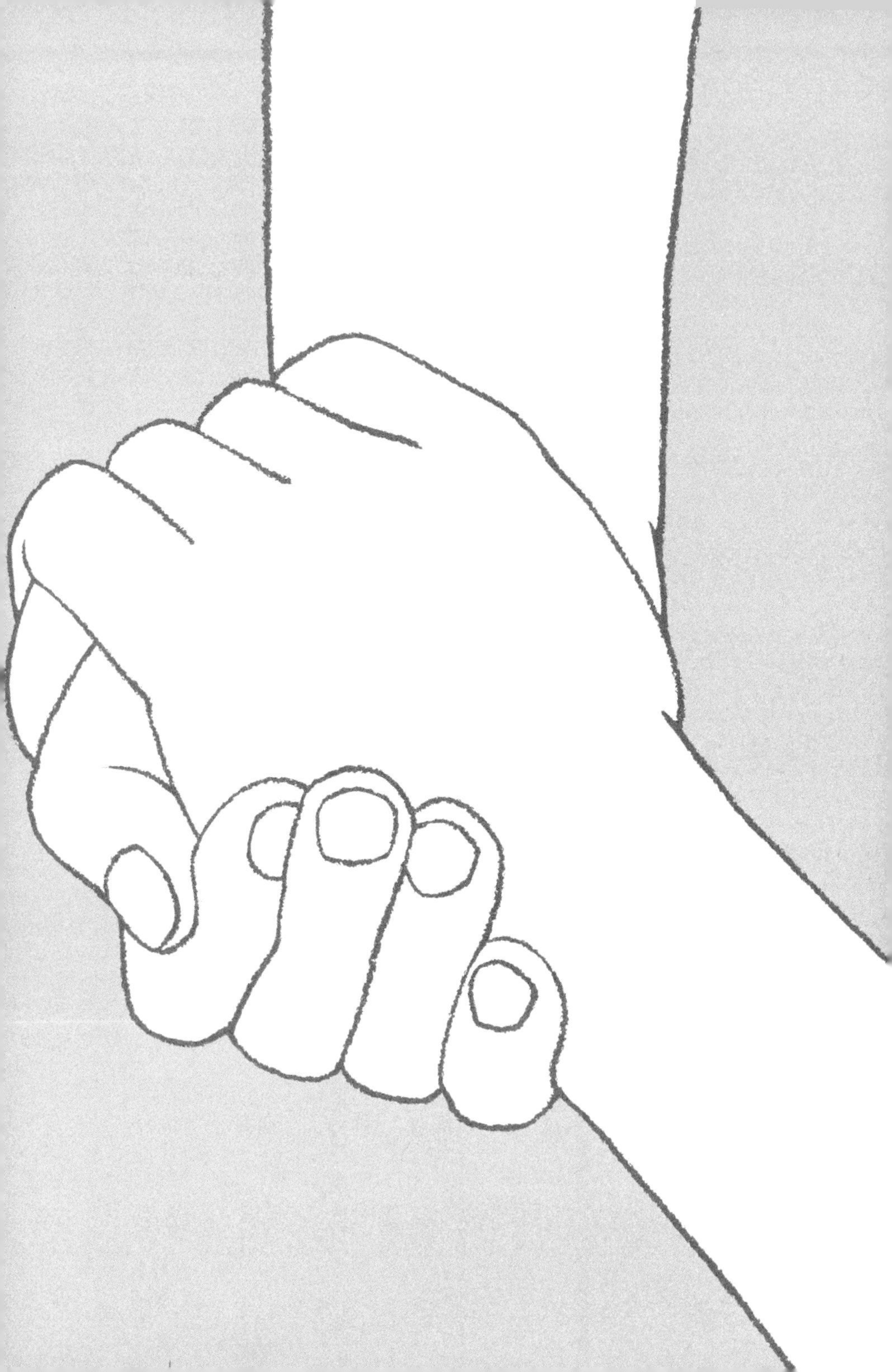

撐過術後二次嚴重感染

運用非常規治療
挽回生機

食道癌手術後發生全身性感染的賴怡良，
因ICU症候群遭受妄想症煎熬，
在莊政諺醫師團隊積極找到病因且醫治下，
讓他擺脫悲傷回憶，
安心迎向美好退休人生。

「人家說鬼門關走一回，我可是走了好幾回，」賴怡良回想自己與病魔纏鬥的八十五天，仍心有餘悸。一般食道癌病人在手術後，平均八天就能出院，而他發生嚴重感染，甚至每天晚上飽受幻覺折磨，痛苦到家人甚至一度考慮放手讓他解脫。

事發在二〇二一年的夏天。

一開始，賴怡良只感覺吞嚥時怪怪的，但不致於影響生活。隨著時間過去，這種異物感卻沒有消退，吞嚥愈來愈困難，吃飯時必須配著水喝，否則食物就會卡在喉嚨嚥不下去。甚至，覺得自己的食道處像是有心跳一樣，撲通撲通地撞在胸口。

他以為自己心臟出了問題，立刻到苗栗當地醫院心臟科檢查，但數據非常正常。後來懷疑是胃食道逆流，轉到腸胃科安排照胃鏡，一照就發現，食道長了一顆大腫瘤，而且是惡性腫瘤。

菸酒、檳榔不忌的日常

賴怡良很早就出社會，十七歲高中畢業開始做水電，技術純熟後自己開設水電行，社交生活中不可或缺的就是菸酒檳榔，這三種誘發疾病的罪魁禍首。回憶過往職業生涯，常常是左手一瓶保力達B、右手一杯威士忌，嘴上再叼支菸。一杯酒精下肚，那些生活的不如意、體力的消耗、財務的壓力，全都可以暫時消失。

沒想到，長達四十年的這般生活後，食道癌找上門了。

根據衛生福利部二〇二〇年癌症登記報告，臺灣食道癌新增病人為二千八百七十五人，其中男性就占了近九二．八％，性別比大約是十三比一，可以說，食道癌是好發於男性的疾病。而且，食道癌很難在早期發覺，被診斷出時多半已是第三、四期。賴怡良就是如此。

確診後，賴怡良家中兵荒馬亂，幾個孩子紛紛上網查找資料，最後決定尋求臺中榮民總醫院胸腔外科主任莊政諺的協助，因為臺中榮總不僅引進了最新的微創胸腔鏡食道癌切除手術，還有手術後加速康復療程（ERAS），能在多科醫師的協同合作下，為病人量身訂製手術前、中、後的治療方案，讓病人平均在手術後第十天便可出院返家，住院天數下降近六〇％。

賴怡良很快就發現，臺中榮總的檢查既快速又有效率。

在一般醫院，病人時常需要奔波於腫瘤科、外科或其他門診之間，進行各種檢查，尤其正子斷層掃描等高階儀器設備，有時得排上一兩個月才有空檔，這段等候期，往往讓病人備受煎熬。但臺中榮總在十年前便已整合團隊，把所有檢查與治療集中在單一窗口，大幅縮短病人從檢查到確診、再從確診到治療的時間。

快速又有效率的療程安排

莊政諺印象很深刻，二〇二一年七月二十九日賴怡良第一次到中榮門診，說明自己的情況。

「如果病人在星期二門診，我們會盡可能安排星期天就住院，好讓他們星期一或二做檢查，如此，病人可以在門診後一週左右完成所有檢查，得到確定診斷，」莊政諺指出，如果病人沒有特別的出院需求，甚至可以直接留下來進行療程。

一週後，賴怡良便已安排住院，一次把內視鏡超音波、正子斷層掃描，以及肺功能評估等全身性檢查完成，並在結束檢查後第二天，就先做了胃造廔，解決吞嚥困難無法進食的問題，以保持營養充足，應付之後的各種治療；同時，也植入人工血管，待一切狀況穩定，就能快速進行第一次電療與化療。

從七月二十九日第一次門診到賴怡良開始治療，僅花了約兩週。莊政諺解釋，這是為了與癌症搶時間，也為了讓病人有立即被照顧、治療的安全感。

二十年前，食道癌只能粗淺地分為「可以開刀」跟「不能開刀」兩種。現在，放射治療與化學治療被合併應用在手術治療之前，可以將存活率拉高約一〇%。

而以賴怡良的狀況來說，需要先做電化療讓腫瘤縮小，再開刀將整個食道切除，並以一部分的胃取代食道功能，將它拉成一個管狀，用縫合器將胃與咽喉下僅存的一小段食道相接，變成一個新的食道。

舟車往返六十公里的治療

賴怡良的療程很快就展開。第一次化療出院後，他沒感覺有什麼不舒服，只是每次從三義住家前往中榮，必須與太太舟車勞頓往返六十公里，接受為期兩個月的電療與化療，讓腫瘤縮小到一定程度。

到了中期的治療階段，賴怡良感到愈來愈不適，噁心、嘔吐、甚至口腔潰瘍等副作用，讓他開始變得虛弱。原先一〇〇%的正常身體狀態，在電療與化療之後，消耗到只剩二〇%的感覺，連最基本的醫囑「保持體重」，都必須勉力維持。

「除了給予治療相關衛教之外，也會特別叮嚀，治療期間體重盡可能維持或增加，避免體重下降太多，導致營養不足等問題發生，」個管師朱玉平指出，從八月住院檢查，一直到十月十八日進行手術，兩個多月期間，賴怡良總共做了二十五次電療、兩次化療。

其中，化療分別住院五天，也因為遵循醫師與個管師的囑咐，即使吃不下，還是硬著頭皮逼自己吞下營養品，最終在手術後僅瘦了兩公斤。

手術過程十分順利，從腫瘤切除、到事後的食道重建，在標準的六至八個小時內完成。原以為僅需兩週就能出院，賴怡良卻在醫院整整住了八十五天。

開完刀的第二天，他的胸腔引流管液體量開始不自然增多，很快地，莊政諺團隊就發現賴怡良左側胸腔出現感染症狀。

意外的術後感染

「我推測最可能的原因，是重建的食道接口沒有長好，奇怪的是，過往案例中即使是沒有長好，也不至於造成全身性感染，」莊政諺回憶，賴怡良在短短幾天內惡化成全身性感染，迫於緊急，他立刻安排清創手術，把流進賴怡良左胸腔內的膿去除。

時間轉眼來到十一月初，從確診時的夏天至秋冬，賴怡良仍不見好轉。清創手術之後，他很快又有了第二次感染。而且因感染嚴重，在病床上幾乎沒有意識，時常呈現昏迷狀態，縱使偶爾清醒也顯得十分痛苦。

戴著呼吸器無法說話的他，在隨身筆記本上，密密麻麻地寫滿各種求救與痛苦字眼，如同鬼畫符般難以辨認。

賴怡良的四個孩子不捨爸爸受苦，不得不跟媽媽提出了最後建議，「不要讓爸爸那麼辛苦，是否就讓爸爸走吧！」

但是，賴怡良的妻子不願意放棄最後希望，不相信先生會這樣離開。再次詢問莊政諺還有什麼辦法？他建議，再清創一次試試看，否則肯定沒機會了。

賴太太堅持繼續治療，於是賴怡良又被推進手術室，進行第二次清創。手術結束後，身體虛弱的他仍舊待在加護病房，所有數值都不見起色，恢復進度微乎其微。

在這段與感染奮戰的八十五天裡，賴太太扮演了非常重要的角色。住院期間不辭辛勞地往返三義與中榮，幾乎每天都前往會客，因為疫情，每一次進醫院都要做ＰＣＲ核酸檢測，忍受鼻腔篩檢的痛苦，但她就是不願錯過每天半個小時的會客。

「我跟太太感情一直都很好，現在比以前又更好。那段時間，我每天都期盼那半個小時的會面，可以告訴她昨晚我是怎麼熬過去的，」賴怡良說，直到現在，偶爾還是會避談當初住院的那段日子，怕勾起太太傷心回憶。

加護病房內的幻想

對於清醒的家屬而言，最焦慮煎熬的就是束手無策的等待。未料半昏半醒的賴怡良卻經歷一場嚴重的妄想症，隨身筆記本上寫滿求救信號，全是請人帶他走出猶如地獄的加護病房。

「人家說鬼門關走一回，我卻走了好幾回。每天都有人來找我，到現在還想不通為什麼當時的景象會如此真實，一般正常人是沒有辦法想像的，」回憶那段住院歲月，賴怡良印象最深的不是身上的病痛，反而是在加護病房中的幻想症，讓他飽受比癌症還要艱辛的折磨。

他開始說起猶如小說情節的場景：

「加護病房有窗戶也有時鐘，我知道時間，但只要看到窗戶外面慢慢暗下來，就開始害怕，因為可怕的事情就要發生了。那些心地善良、白天細心照顧我的醫護人員，一到了晚上就變成了惡魔。面目猙獰，手上抓著四支牙刷，叫我嘴巴打開、猛戳進去，然後拿著一條管子，灌水到我嘴裡，刷到我一直吐，也不願停手。」

「有時，我會聽見醫生跟護士在隔壁病房，討論販賣我身體上的器官，或是被護士推著病床來到邪教寺廟裡，我雖然閉著眼睛不敢看，但可以感受供奉的那隻動物很大很大而且會吃人……」

每一天，賴怡良都經歷與現實難以分辨的惡夢與幻想。他緊抓住每一次莊政諺來巡房的時機詢問：「這裡是哪裡？我想走，這裡好危險。」莊政諺回答：「這裡是臺中榮總加護病房。」賴怡良卻不願相信，甚至對太太說：「明天妳來看我時，我可能已經被人家殺死了，妳要報警。」

莊政諺解釋，這樣的幻想，其實在加護病房很常出現，也就是所謂的「ＩＣＵ症候群」。因為病人們在病房機器的吵雜聲、光線等干擾中，難以充分入眠，身體的生理節奏被打亂，時間愈長，ＩＣＵ症候群的發生率就會愈高，但只要轉進普通病房，症狀很快就會自然消失了。

束手無策後的一搏

不知道在加護病房多少天、也不知道經過多少膽戰心驚的惡夢夜晚。賴怡良病床旁儀器的數據都不見起色，恢復狀況其差無比，所有人都擔心，會不會有第三次感染？他能不能撐過去？

賴太太卻始終堅持、不願放棄，只要有一絲的機會，她都願意去嘗試。

大大小小的開刀，兩次清創，甚至插管，莊政諺幾乎用盡所有必要措施。就在束手無策時，他決定向其他醫院的加護病房尋求建議，想參考類似病例還有什麼治療手段。臺大醫院分享了一項資訊：有些病人因維他命Ｄ３太低，恢復力會變差。果然，測試後發現賴怡良的數值真的很低。

實際上，給病人補充維他命Ｄ３並非常規治療，尤其當時為了搶救賴怡良，莊政諺為他補充了前所未有的高劑量，「一般人一天補充二千單位（ＩＵ）就很多了，我們當時比照歐洲標準建議，給他補五十萬單位。拚拚看，至少確定在全世界沒有不良反應的先例。」

意外的是，自從維他命Ｄ３的數值上升後，賴怡良的恢復速度突飛猛進，很快地就結束了在加護病房七十天的日子，並在轉到普通病房十五天後出院。這時，時間已經悄悄翻頁，來到了二〇二二年的二月。

第一次回診時，
我喘到連樓梯都沒辦法走，
可是看到莊醫師，
有一種安心的感覺，
覺得人生還是很美好、很有希望。

——病人　賴怡良

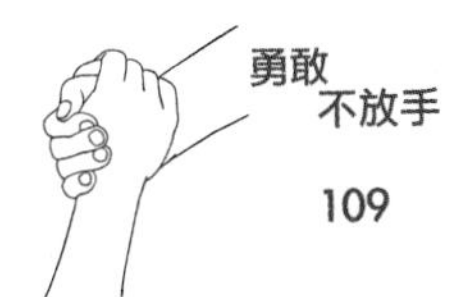

出院回到家，賴怡良面對的是另一項挑戰。最初三個月，他不僅沒辦法出門，還需要氧氣機與抽痰機輔助，就連日常呼吸都會感到不順，吃東西也受到影響，畢竟食道是用一部分的胃取代，胃變小了，一旦吃得太多太急，就會感到不適。

迎向美好的退休人生

不過，大約到了五月時，賴怡良開始出門活動，有時也在晚餐後散步。他已經告別過往的水電行生活，把生活重心放回家庭，並在苗栗山上打理一個小農場，把原本打算五年後才開始的退休生活提早進行，實踐從心所欲的生活。

就連他出院時掉到五十九公斤的體重，也在數個月的休養後逐漸恢復到七十公斤。

「住院時我跟自己說，只要能出院，連開水都要喝到飽，因為在這裡什麼都不能吃，」有一次，賴怡良跟朋友在山上烤肉，因為貪吃一塊炸雞而不小心噎到，嚇得趕緊回中榮急診，還好只是虛驚一場，在急診室等待時，食物就嚥了下去。

現在的賴怡良珍惜著可以品嘗美食的退休生活，過往的悲傷回憶也在每一次回診被莊政諺慢慢化解，「第一次回診時，我喘到連樓梯都沒辦法走，可是一看到莊醫師自然就會想笑，有一種安心的感覺，覺得人生還是很美好、很有希望。」

走過好幾次鬼門關，賴怡良在太太的支持、莊政諺與團隊的幫助下挺了過來。他將之前在加護病房寫下滿滿惡夢的筆記本燒掉，開心前往迎接剛出生的孫子。

惡夢已經過去了，新的美夢才正要展開。

文／劉子寧

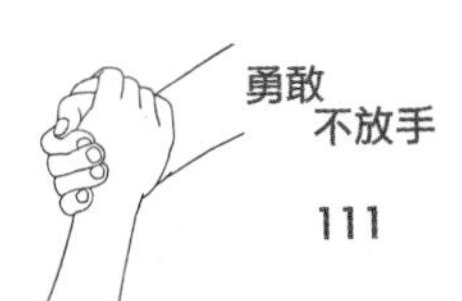

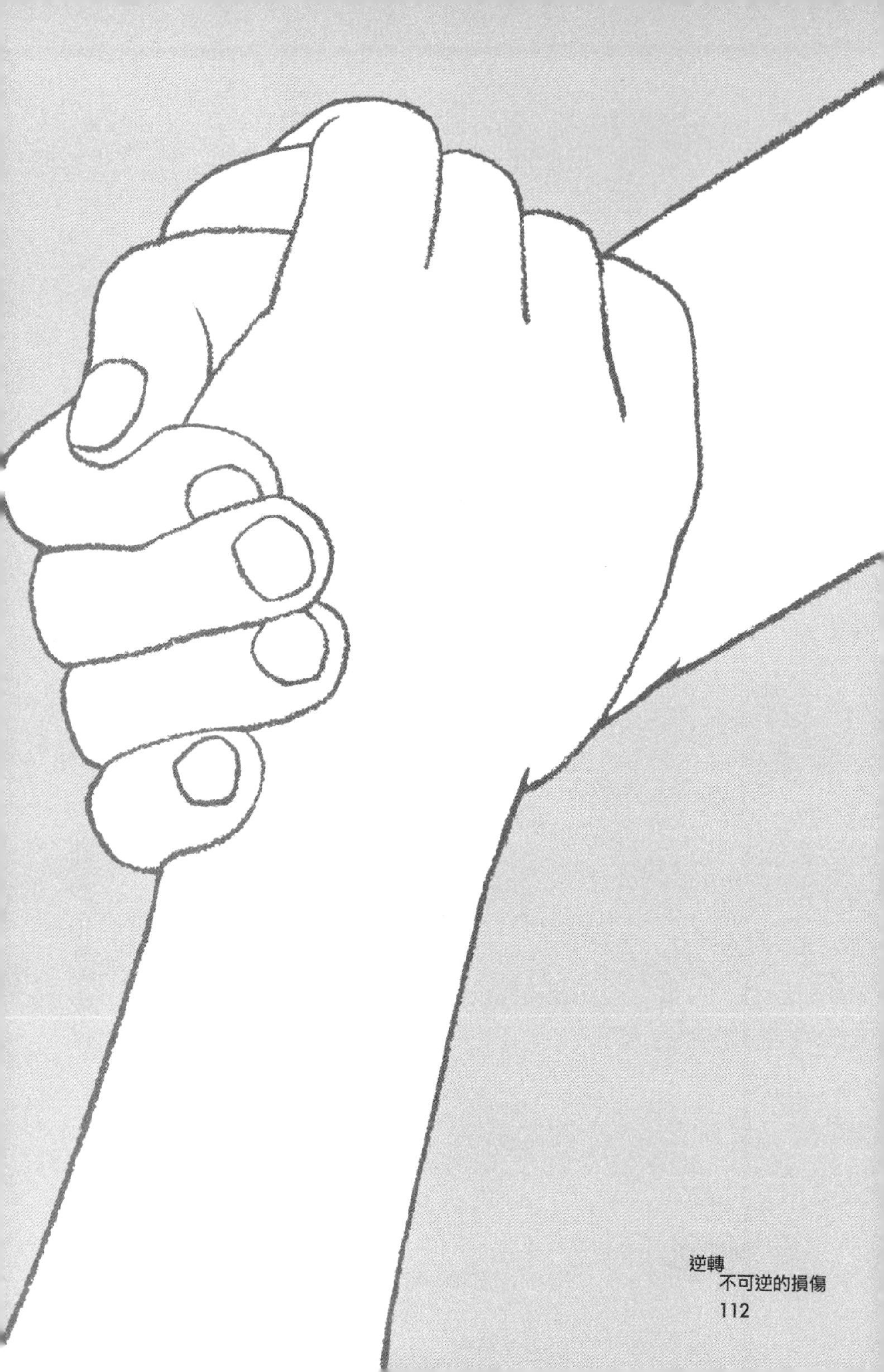

肺功能只剩五〇%也能看見希望

逆轉不可逆的損傷

硬皮症引起肺部細胞纖維化，
讓葉純玲連走平路都會喘，
但她用堅強的意志力，
在整合照護中心的系統化照料下顯著進步，
甚至訂下肺功能回到八〇％的目標。

如果有一天起床時，你發現自己突然開始咳嗽，第一個反應會是什麼？先喝杯水潤潤喉，想著是不是昨晚睡覺被子沒蓋好著涼了？或是趕快拿出快篩劑，檢測看看是否得到新冠肺炎？你大概不會想到，這可能是肺部細胞發炎引發肺部纖維化的間質性肺病。

許多平時常見的症狀，其實可能是難以察覺的非常見疾病，如果看診醫師沒有敏銳的觀察力、充足的知識和經驗，幾乎無法分辨其中的差別，導致病人錯過最佳治療時機。

常見症狀隱藏著非常見疾病

間質性肺病就是這樣一種疾病。它不算是罕見疾病，而是屬於不常見的難病，困難的地方包括早期的症狀不典型，咳嗽、有痰和喘不過氣，往往被病人當成普通感冒，加上目前的抗肺纖維化藥物，僅限於少數成因可以使用，且僅能延緩病情惡化，因此在治療上仍然有著亟需克服的瓶頸。

在臺中榮總，有一群人正在默默努力，他們是「間質性肺病整合照護中心」，更是臺灣唯一專注於間質性肺病的專門治療單位。這個中心，不僅持續研究最新、最好的治療方式，友善的醫病關係，更讓他們成為病人在康復道路上最堅實的助力。

在這個創造奇蹟的地方，哪怕肺部纖維化被說是「不可逆」的疾病，只要不放棄，仍然有修復的機會。

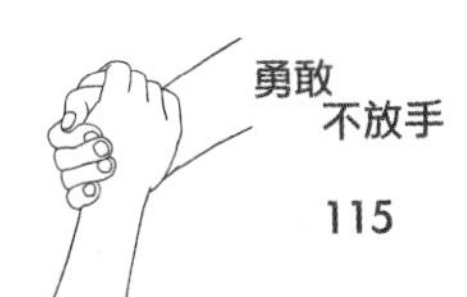

在中心主任醫師傅彬貴的門診病人中，就有這樣一個案例。

住在嘉義的葉純玲，從二〇一九年開始常常無緣無故地咳嗽，她以為只是常見的感冒，一如往常到附近的診所看病，想不到吃了一陣子的感冒藥之後卻不見改善，她開始懷疑是胃食道逆流所引起，結果折騰一段時間之後，咳嗽非但沒有舒緩，反而愈來愈劇烈。

咳嗽背後的真正病因

回憶起當時，葉純玲感慨：「我每天大概只睡兩個小時，因為只要一躺下就會咳醒，生活品質非常不好，而且一直掉頭髮，情緒也很低落，真的是整個人都亂了。」

由於平時幾乎都在山上務農，好山好水的清幽環境加上時常勞動，她一直覺得自己相當健康，然而，伴隨著咳嗽逐漸加劇，葉純玲發現自己經常咳到喘不過氣，甚至走幾步路就頭暈腳軟，整個人虛弱無力。

這樣的狀況不僅是對身體的極大挑戰，更帶給她難熬的心理低潮期。

尤其在新冠疫情期間，只要有人咳嗽，旁人看她的眼神立刻不一樣，葉純玲回憶有一次和兒子準備搭電梯時，她忍不住咳了兩聲，旁邊一起等電梯的十幾個人，立刻一哄而散。雖然無奈，她也只能苦笑說：「就當做我們的專屬電梯吧！」

葉純玲決定到大醫院看診。這一次，她來到彰化秀傳醫院，經過電腦斷層掃描後，醫師發現狀況並不單純，建議她到臺中榮總做更精確的檢查。

沒想到，這個檢查一做就是八天，在這期間，從生活品質量表的問卷、各種肺功能檢測，到高解析度的電腦斷層等，抽絲剝繭，終於找到隱藏在咳嗽背後的真正病因。

經過縝密的檢查後，葉純玲被診斷出得了硬皮症。這是一種免疫系統疾病，目前並沒有明確的發病原因，但可能導致皮膚粗糙乾澀、關節或肌肉疼痛，嚴重的可能影響內臟器官，而葉純玲的咳嗽症狀，正是因為硬皮症所引起的肺部細胞纖維化，也就是我們常聽到的菜瓜布肺。

在過去，這種特發性肺纖維化並沒有專用藥物，只能透過類固醇或發泡錠等方式來治療，加上初期症狀容易被忽略，也進而導致這類病患確診時，往往為時已晚。即便目前健保已經可以給付硬皮症所致的肺纖維化藥物，但審查需要通過重重的關卡。不過，葉純玲沒有放棄希望。

讓主治醫師傅彬貴印象最深刻的，就是葉純玲面對疾病展現出奮戰的勇氣與堅強的意志力。即便每次從嘉義到臺中檢查都需要長途跋涉，她仍然積極配合院方的安排，面對艱難的療程，她也堅定地說：「我要更加努力治療，我要看到兒子結婚。」

走在醫療極限的尖端

葉純玲的狀況到底有多嚴重，會讓她不斷咳嗽、甚至喘到難以呼吸？

「她的肺功能最大吐氣容積本來是八二%，掉到剩下五二%，完全是走平路就會喘的程度，除了肺部電腦斷層呈現很多網狀結構，根本不是正常肺部的樣子，這一年肺功能下降的幅度也十分可怕！」傅彬貴一邊拿出斷層掃描片，一邊解說。

肺部纖維化在新冠疫情時得到很大的關注，但過往因為其傷害不可逆的特性，一向被視為僅能透過藥物減緩惡化，或是必須進行肺臟移植才有機會痊癒；即使隨著醫療進步，已經有治療肺纖維化的藥物，但對病狀條件的限制較為嚴苛，因此僅有極少數病人能取得藥物給付。

近年來，醫界與學界普遍認同及早介入治療的重要，進而積極爭取放寬條件，讓更多病人有機會接受新藥治療，如此一來，不僅存活的機會大幅上升，也能爭取到更多肺臟移植手術的機會與時間。

臺中榮總的「間質性肺病整合照護中心」，在推動及早介入的過程中扮演舉足輕重的角色，更率先提出整合照護的做法，也就是將胸腔科、免疫風濕科、病理科、復健科、放射科、心臟科等醫師與團隊串連成一個醫療網，透過多重評估，將病人在看診時被誤判的風險降到最低，並且讓他們得到最全面的治療照護。

找出每個病人適合的藥物

間質性肺病整合照護中心於二〇二一年成立，當時陳適安到任院長不久，看到病人的需要，於是極力促成。傅彬貴說：「陳院長希望我們成立一個整合照護中心，與肺纖維化病友並肩作戰、提供最好的醫療照護與個案追蹤管理，讓病友能重新找回自在呼吸的健康。」

其實在中心正式成立之前，傅彬貴也意識到，間質性肺病的治療照護必須點、線、面全盤考量，才能做到有效治療。「點」是及早發現、「線」則是串連相關專科，而「面」得提供夠深、夠廣的照護，才能達到理想的成效。

而在點線面的標準治療到位之後，傅彬貴也時常鼓勵病人加入新藥的臨床試驗，甚至是幹細胞治療：「就像每雙鞋都有適合的人穿，我們也要為每個病人找出適合他的藥物和治療方式。」

當這些想法一點一滴的累積，方向愈來愈清楚，但還必須有醫師願意長期的深入耕耘。身為中心主任醫師的傅彬貴，對此全力投入，同時將其做為終身職志。

「當時大家都研究肺癌或其他疾病，間質性肺病很冷門，但我認為它也應該被關注，所以從二〇一五年開始就投入很多時間，甚至自己去德國參加國際

打幹細胞之後，
護理師也都會來關心，
我好像多了兩個女兒一樣，
這種時時刻刻被保護、關心的感覺，
真的很好！

——病人 葉純玲

教育訓練工作坊，與國外團隊交流、了解最新的專業知識與治療狀況等，希望能讓台灣的病人得到更合適的治療，」這些話在傅彬貴口中說得平淡，眼裡卻閃著光芒。

最強韌也最柔軟的照護

除了先進的儀器、扎實的經驗與診療技術之外，良好的醫病關係也是這個照護系統的成功關鍵。

許多病人在發現得了少見疾病或是難病時，心裡面臨相當大的壓力，因此，除了生理上的病症治療之外，支持系統在整個醫療過程中也起到關鍵的作用，像是心理治療、家庭支持，或是互助團體等，當心理支持系統建立起來，病人才有足夠的勇氣堅持下去，全心全意投入治療。

「我們希望和病友建立夥伴關係，醫院提供病友最好的治療選擇，病友也能在可以承受的狀況下接受照護，因為醫師就是要陪病人走過生命之河，」傅彬貴談著他心中的理想醫病關係。

葉純玲也不斷感謝醫護人員的貼心照顧：「當初我裝了一個測心律的機器，回到家後，就接到護理師打電話問我有沒有不舒服；或是打幹細胞之後，也都會關心我的傷口有沒有腫起來、瘀血，很貼心，我好像多了兩個女兒一樣，這種時時刻刻被保護、關心的感覺，真的很好！」

發自內心的關懷和照護，讓治療不再局限於診間，即使病人回歸生活，醫護團隊仍然在關心他們的身體狀況，這樣緊密的關係與信賴感，能讓醫病雙方坦承溝通治療過程中的問題，做到同理對方的感受和需求，進而找到合適的協助方式。

堅不可摧的後盾

經歷許多檢查與治療，葉純玲都能平靜接受，但當換肺手術這樣的選項被擺到眼前，她才真正感受將要面對一個未知且巨大的關卡。在這段時刻，除了醫護團隊的力量，家人的愛更成為她堅不可摧的後盾。

「曾經有一段時間，我的肺功能掉到五十幾，那時我還沒意識到嚴重性，但當傅醫師建議我考慮換肺手術時，我的眼淚馬上掉下來，」葉純玲家裡除了先生就是三個兒子，三個男生卻展現無微不至的貼心，讓原本性格比較急躁的葉純玲非常意外，也能逐漸放開心胸。

家人會為她注意各種環境變化、該避免的食物，或是不讓她太過勞累，提醒她遠離拜拜燒金紙地方、多去運動、何時該吃藥，「現在我在家就像一個女王、貴婦，」每次談起家人的呵護，她總是忍不住流露出幸福的神情。

在努力中看見希望的曙光

在積極配合治療一段時間之後，葉純玲的病情也迎來好轉的曙光，先是在胸腔科、免疫科醫師的攜手合作下，成功申請了健保給付的抗肺纖維化藥物，也參與了恩慈療法的幹細胞治療，不僅針對硬皮症引發的全身性發炎進行醫治，還搭配復健科、心臟科的幫助，透過腳踏車運動達到心肺復健。

加上中榮團隊研發的「動態生理測量模組」，以穿戴式生理裝置，在行走時偵測血氧、血壓、心率、耳溫、血流灌注等五項生理參數，且結合人工智慧移動影像分析技術，同步分析動態之最大步距、移動速率等參數，經由數據追蹤評估，她每次回診時，都觀察到肺部功能顯著進步。

看著每次回診的斷層掃描與之前的比照，中榮的醫護人員甚至比葉純玲還開心。二〇二三年一月時，葉純玲的肺部功能已經從五〇％恢復到七二％，不

陳院長希望成立一個整合照護中心，
與肺纖維化病友並肩作戰、
提供最好的醫療照護與個案追蹤管理，
讓病友能重新找回自在呼吸的健康。

——醫師 傅彬貴

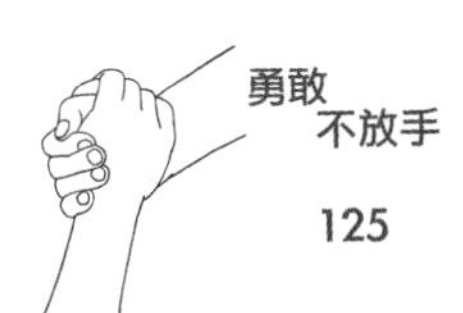

會動輒咳喘，還能出門爬山。咳嗽症狀舒緩後，她的睡眠品質獲得大幅提升，連帶情緒也更加穩定。

這些巨大的進展振奮了醫療團隊，也讓葉純玲充滿信心，願意接受更多新的臨床治療，甚至為自己訂下肺部功能回到八〇%的目標。

不漏接任何一位病患

目前「間質性肺病整合照護中心」的病人多達三百多位，臺中榮總希望將中心發展成臺灣中部，甚至是亞洲地區重要的轉介、示範及訓練中心，與更多醫院進行合作，並且結合臺灣本土醫療資料的研究分析，找出高危險因子，及早介入治療。

傅彬貴說，目前已經有七家醫院和兩百多家診所，加入肺纖維化登錄以及轉介計畫。初步的研究結果，於二〇二三年十一月在新加坡舉辦的亞太呼吸道醫學年會所接受，目前也同步接受《Respiratory Research》期刊審查中，讓臺灣本土肺纖維化研究被世界看見。

談到與基層醫療院所形成肺纖維化轉診網路，傅彬貴說：「診所醫師是我們的戰略夥伴，只要他們和民眾對疾病有正確認知，就會將病人轉診過來。要讓這個疾病獲得完善治療，絕對無法只靠一個人，必須要組成一個系統。」

說起「間質性肺病整合照護中心」的未來方向，傅彬貴期待，透過這樣的合作模式，讓更多有同樣問題的病人，不再錯失早期接受診斷與治療的良機。

文／劉子寧

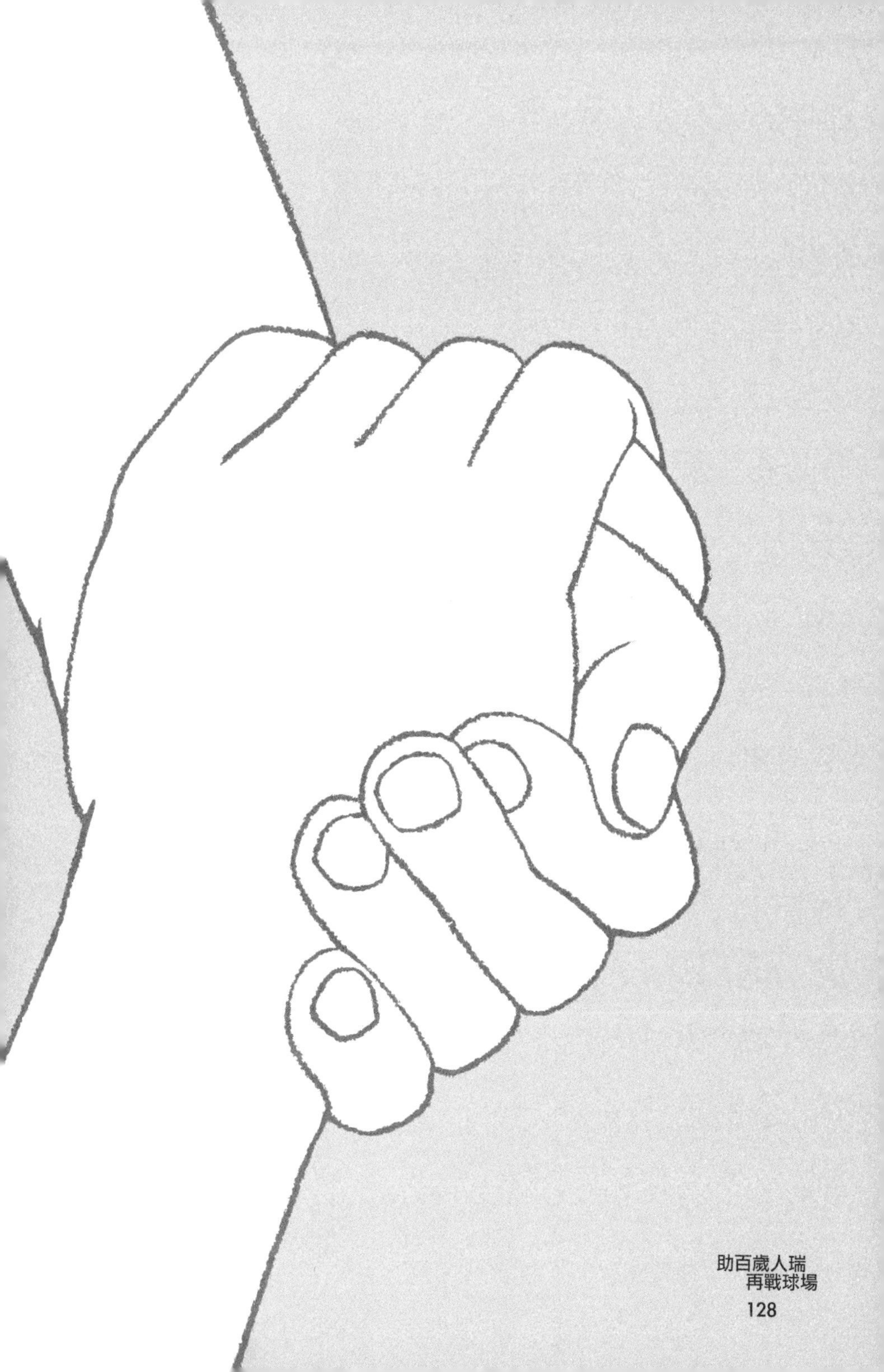

主動脈瓣置換也能不開胸

助百歲人瑞再戰球場

人瑞林友茂因心臟瓣膜問題引發胸悶氣喘，
連最愛的羽球運動都無力持續，
豁達的他在傅雲慶醫師團隊評估下接受手術，
彷彿重新充飽了電，
重返人生運動場，再現精采。

二〇二二年的中秋節，自稱是「臺灣老頑童」的林友茂爺爺，熱熱鬧鬧地宴請各方親朋好友歡度百歲生日。

壽宴上，林友茂穿著亮眼的紅色西裝外套、戴著紅色禮帽，搭配白襯衫及白褲，整個人神采飛揚，完全看不出，不到一年前因為主動脈瓣狹窄及閉鎖不全，動過心臟手術。

從五十歲開始打羽毛球，林友茂和兒子創下連續三十八年清晨盃羽球賽奪冠紀錄，也跟孫子一同挑戰祖孫組賽事，更在九十八歲又二十九天的時候，被金氏世界紀錄認證為世界上最年長羽球選手。就在接受完心臟手術後不到半年，他依然以一百歲高齡重返球場摘下冠軍，繼續在人生舞台精采演出。

以為人生已至盡頭

事情回溯到心臟手術之前。當時，新冠肺炎疫情剛開始蔓延，羽球場因而暫時關閉。隔了三個月球場重新開放，林友茂再度拿起球拍時，卻發現自己體力大不如前，稍微揮兩下拍子就胸悶氣喘。

相較於以往好像有永遠都用不完的精力，林友茂的兒子明顯感受到爸爸總是提不起精神，整天都不大想動，胃口也不好，體重直直落。

那半年，家人們帶著林友茂四處看診，卻都找不出原因。家醫科、腸胃科等什麼科都看過了，也跑過五、六家醫院檢查，但都不知道是哪裡出了毛病。

那時林友茂稍微動一下就氣喘吁吁，甚至有時候好像呼吸不過來，讓他有了即將告別人生舞台的心理準備。「活了快一百歲，我的人生已經很圓滿了！」

他將兒孫們都召集起來開家庭會議，也把後事逐一交代清楚。

然而，一起打羽球的孫子提醒了林友茂：為什麼不找同是球友的臺中榮民總醫院副院長、國際小兒心臟科權威傅雲慶諮詢？

隱藏的高齡殺手

孫子的這個建議，扭轉了林友茂的命運。

「傅副院長真是我的救星！」林友茂笑稱自己老糊塗，轉來轉去什麼科都看了，卻唯獨漏了心臟科，傅副院長門診不到幾分鐘，就找到了病因。

「聽他描述的症狀，第一個感覺就是心臟出了問題，拿聽診器一聽，有明顯的心雜音，就知道瓣膜壞掉了，」傅雲慶記得林友茂到門診時的狀況，初步診斷，再經心臟超音波檢查確認，證實是主動脈瓣鈣化嚴重狹窄及閉鎖不全。

心臟瓣膜是心臟重要的守門員，能幫助血液順利往主動脈前進而不會逆流，但隨著年紀增長，心臟瓣膜會逐漸老化、鈣化，受損的瓣膜不但有打不開的問題，也同時無法閉緊。

據統計，主動脈瓣狹窄好發於七十五歲以上長輩，是隱藏的高齡殺手。傅雲慶解釋，「主動脈瓣無法完全關閉，血液就會在心臟舒張的時候，從主動脈逆流回到心臟。而主動脈瓣狹窄，血液無法在心臟收縮時順利流出心臟，心臟就必須更費力地收縮，在負擔加重、長期過勞的情況下，最終會導致心臟衰竭。」

由於初期沒有明顯症狀，病人不會立刻感到不適。但情況若繼續惡化，漸漸地運動能力就會下降。同時因為身體各器官無法獲得足夠的血液供應，會陸續出現缺氧的胸悶、胸痛、氣喘、心悸、頭暈、昏厥、疲倦無力等症狀，這些都是病況惡化的嚴重警訊，隨時有猝死的危機。

臺灣七十五歲以上的長者中，雖然大約有八分之一的人會有主動脈瓣鈣化狹窄問題，但真正嚴重到需要治療的，只有三％至四％。

「一旦病人出現心臟衰竭的症狀後，如果不及時接受手術治療，一年內的死亡率高達一半，五年後存活機率更趨近於零，」傅雲慶指出，發病後心臟功能會逐漸受到影響，最終導致心臟衰竭死亡，所以主動脈瓣若已經嚴重老化不堪使用，就必須進行主動脈瓣的更換手術。

心臟手術不用開刀？

過去主動脈瓣更換都是以外科手術進行，也就是傳統的「開心手術」，必須切開胸骨，傷口長達二十至二十五公分，心臟必須停止一至二小時，暫時接上體外循環的人工心肺機。

傅雲慶解釋，「以傳統手術而言，這是一個大手術，除了比較痛苦，風險也高，術中、術後都有出血、中風、感染等風險，年紀較大的病人不一定有體力能夠負荷。」

由於麻醉、手術時間都比較長，術後恢復也更辛苦。病人必須先入住加護病房，住院天數勢必要一週以上，之後還得面對因臥床休養造成的肌肉萎縮，重新復健鍛鍊，想恢復到正常的生活軌道，至少得花上一、兩個月的時間。

考量到林友茂年紀已經很大，傳統開心手術風險實在太高，傅雲慶建議採用經導管主動脈瓣置換手術（TAVI）。

所謂經導管主動脈瓣置換術，是利用一條裝載心臟人工瓣膜的導管，從腹股溝沿股動脈血管一路進入心臟，在X光設備導引下，把人工瓣膜送入狹窄的主動脈瓣位置後擴張打開，取代原先老化不堪使用的瓣膜。手術過程不用開胸，心臟不需停止跳動，傷口也小，大幅降低手術及麻醉風險，且病人能縮短復原時間，提早恢復正常生活。

林友茂的兒子一聽要開刀，想到爸爸年事已高，身體狀況不知道能不能負荷，不禁憂心忡忡，而且疑惑「心臟手術不用開刀，只在鼠蹊部留下很小的穿刺傷口？」

就算是微創手術，不需要繁複的術後照護，林友茂的家人們仍然擔心手術必須全身麻醉的風險。親戚朋友們聽到消息之後，更是九九%都持反對意見，認為年紀都這麼大了，沒必要冒險動手術。

反倒是林友茂自己說，「我每天動一下就氣喘吁吁，病懨懨的，這樣根本生不如死，乾脆動手術拚一下。」林友茂很豁達地表示：「既然醫師已經評估過我的身體狀況了，那就躺上手術台，全部交給他們專業處理。」

結果，接受完經導管主動脈瓣置換術，林友茂兩天後就出院。

二次手術重拾健康

術後兩個星期林友茂的狀況都還不錯，走幾步路就氣喘不已的情況，也獲得改善，不過跟過往狀況比較起來，林友茂覺得只恢復七成的感覺。

再回到醫院追蹤檢查後發現，手術時瓣膜位置放置偏低。傅雲慶解釋，「瓣膜大約往下低了〇．五公分，沒有貼到最理想的位置，導致血液輸送會有一些漏。」

一個月後，林友茂進行了第二次手術，重新調整瓣膜的位置。

手術返家後，林友茂狀況完全不同了。他就像重新充飽了電，活力十足，再度回復每天笑容滿面的生活。

「我就是百分百相信醫師，手術後怎麼吃藥？哪時候可以運動？完全按照醫師吩咐，絕對不馬虎，沒有一點偷懶，」一個月後林友茂就能拿起球拍，每天早上和兒子練習拉球動作二十分鐘，身體狀況很快地就恢復了。

兩個月後，林友茂重返球場練球，四個月後，就參加全國清晨盃羽球大

既然醫師已經評估過我的身體狀況了，
那就躺上手術台，
全部交給他們專業處理。

——病人 林友茂

賽，以一百歲高齡與兒子攜手拿下父子組全國冠軍。

「重度主動瓣膜狹窄，以及不適合外科手術治療的病人，都可以藉由經導管的方式完成主動脈瓣置換，」傅雲慶強調，經導管主動脈瓣置換術已經是相當成熟的一項手術。

中榮心臟血管中心發展心導管介入治療已多年，團隊除了集結心臟內、外科醫師，還有經驗豐富的心導管室放射師、護理師，以及各項心臟醫學檢查技術人員，和全面追蹤服務的專科護理師、個案管理師。

中榮從二〇一三年第一次成功完成經導管主動脈瓣置換術後，至今已經累積超過一百六十個病例，絕大多數的病人術前病況都很嚴重，術後則和林友茂一樣，順利恢復了健康。

早產兒也可免開刀成功治癒

心導管技術日益精進，除了不斷地突破高齡限制，讓無法承受傳統手術的長者們得到治癒的機會，也幫助了許多體重兩公斤以下的極輕早產兒，免除開胸之苦，減輕手術的疼痛煎熬。

開放性動脈導管是早產兒常見的先天性心臟病，足月出生的嬰兒開放性動脈導管發生率只有一‰，早產兒的發生率卻高達三〇%。

傅雲慶解釋，每位胎兒的主動脈及肺動脈之間，都有一個「動脈導管」相通，正常情況下，新生兒出生後約二、三天，動脈導管就會自行關閉，如果沒有關閉，主動脈血液會持續分流到肺動脈，導致肺水腫、心臟衰竭等嚴重併發症，造成生命危險。

一般狀況可以先嘗試藥物治療，如果藥物治療無效，過去唯一的治療方法就是開刀手術，但卻很容易造成合併心臟衰竭的風險。

二〇一三年十一月，在傅雲慶的帶領下，臺中榮總首度以心導管成功治療新生兒開放性動脈導管，創下亞洲紀錄，也是臺灣第一例。那是一位五週大的新生早產兒，體重只有一千六百公克，出生後有心雜音、呼吸喘、肝腫大的

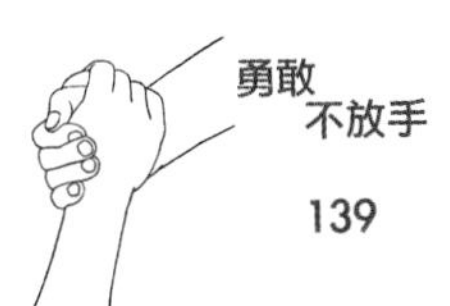

心臟衰竭現象，檢查後發現有開放性動脈導管。結果手術後，隔天就拔除呼吸管，體重也迅速成長。

隔年，中榮團隊又幫助出生時體重才一千三百五十公克的小女嬰「多多」進行手術，創下當時亞洲最輕體重的新紀錄。如今，多多已經九歲了，毋須再進行其他後續的相關手術，可以說已經完全痊癒。

失之毫釐差之千里

傅雲慶幫助過許多小小巴掌兒，最輕是六百公克的早產兒，擺脫開放性動脈導管的問題，這些曾接受過心導管手術的小小病人們不會留疤、不用全身麻醉、不需要插管，也不會因出血導致肺功能惡化，都和多多一樣健康地長大。

但是要幫兩公斤以下的巴掌兒，進行心導管手術並不容易。傅雲慶坦言，「比起年長者，巴掌兒的手術難度更高，因為失之毫釐、差之千里。」

由於早產兒的血管非常細，管徑只有一至二釐米，要找到穿刺位置十分困難。首先必須先摸到嬰兒的股動脈，再順著找到旁邊的股靜脈穿刺，但不是用眼睛看，只能憑著手感觸摸，不能急，要非常專注有耐心。穿刺粗細只有「一根米粉」般的細小血管，封堵器要避免卡到主動脈或肺動脈，差一點點都不行，而且手術過程中，也要很小心，避免輸送管傷到心臟或血管壁。

「當父母知道孩子罹患先天性心臟病時，都會非常慌張、不捨，聽到必須進行心臟手術治療，更會陷入百般煎熬，」因此傅雲慶不斷突破極限，期望以更好的醫療方式，有效地幫助病人。

首創先例或是突破極限，通常有比較高的難度及風險，但經過和家屬完整溝通、詳細計畫，評估可行性後，傅雲慶就會勇敢去做。

他帶領團隊迎向挑戰，不斷精進各種介入性心導管治療的創新技術，目的不是為了追求第一，而是衷心希望這些病人不用受到開刀之苦。

文／陳培思

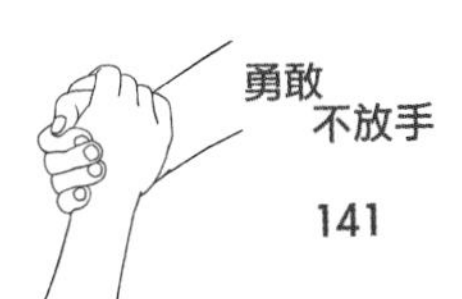

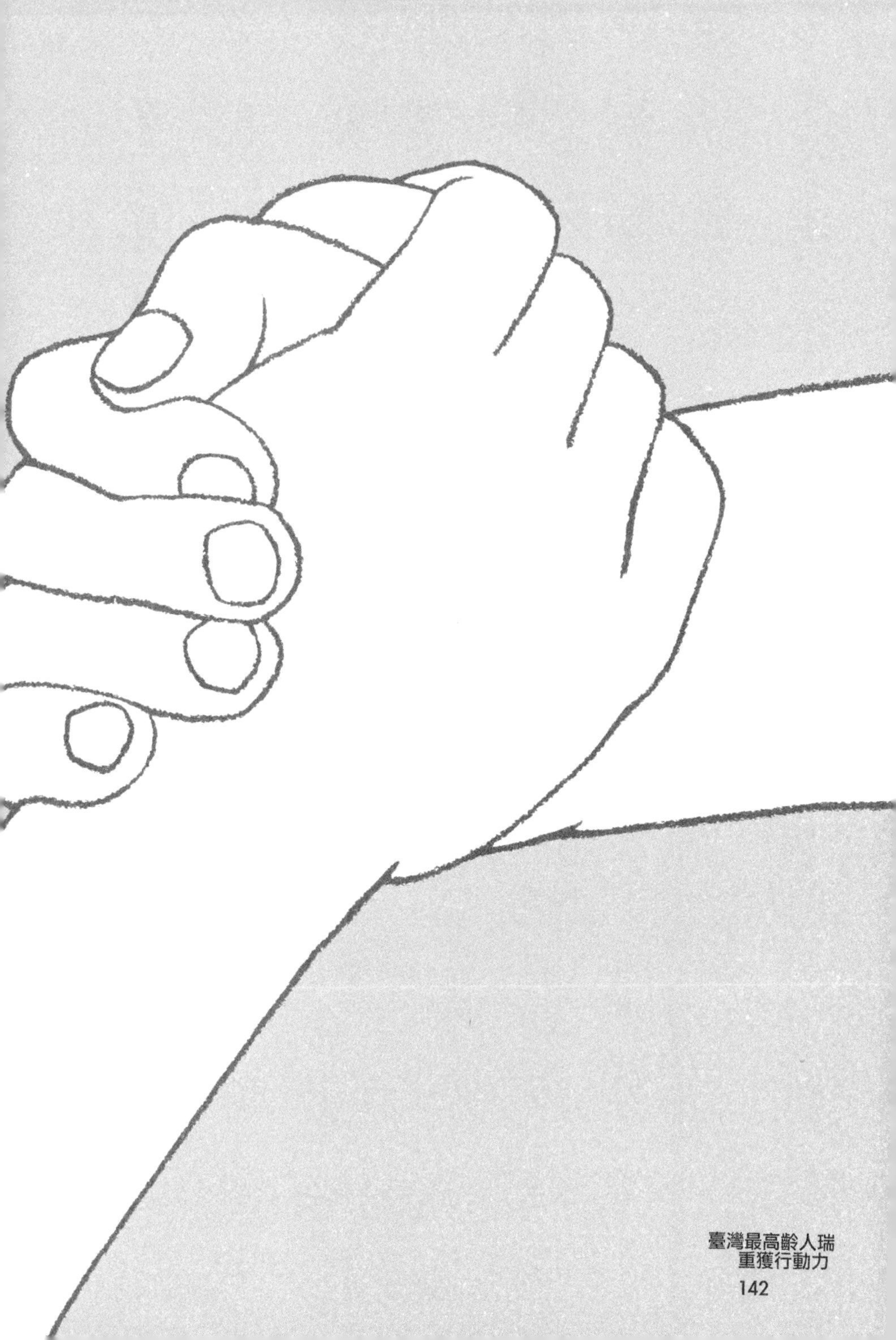

長者做髖關節骨折手術並非禁忌

臺灣最高齡人瑞 重獲行動力

一場意外造成人瑞劉張美玉骨折，
家屬排除多方壓力決定開刀，
醫療團隊在與時間賽跑下精準完成手術，
並輔以全方位術後整合治療，
讓她找回行動力也保有生活品質。

民國前七年、也就是清光緒三十一年出生的劉張美玉，目前已經一百一十八歲，是臺灣最高齡的人瑞。每天早晨與黃昏，她仍然自己拄著助行器，在家中的小院子裡散步，享受冬天溫暖的陽光、夏日傍晚的涼爽。

雖然年事已高，但劉張阿嬤一直很活潑，九十幾歲時，還爬上荔枝樹去鋸樹枝，把家人嚇了個半死！

然而，去年卻因為摔了一跤，讓向來喜歡搭公車到處趴趴走的劉張阿嬤生活瞬間跌到谷底。髖關節骨折讓她痛不欲生，更糟的是，還面臨可能就此被困在床上的命運。

好在，當時家屬們接受臺中榮總骨科主治醫師石承民建議，及時接受手術置換人工髖關節，劉張阿嬤不但成為現今全球髖關節置換手術最高齡紀錄者，更重要的是，恢復了行動力，重拾往日笑容。

X光難以判斷的隱匿性骨折

二〇二二年的農曆年前，劉張阿嬤要起身上廁所，穿鞋時不小心滑了一跤。高齡者最禁不起摔，家人趕緊將她送到診所照X光，確認有無大礙。劉張阿嬤的媳婦還記得，當時從X光片子裡看起來並沒有受傷，「診所醫師也說沒問題，我們就放心回家了。」

然而，劉張阿嬤卻不斷喊痛，甚至越發劇烈，隔了幾天，已經痛到完全不能起身。孫子劉又瑋當時就認為情況不妙，「剛開始我們都覺得摔倒會痛是正常的，但痛那麼久，應該有其他狀況。」

但正值農曆年，醫院、診所都休息，好不容易捱到過完年，再去診所照X光時，媳婦嚇了一大跳：「啊，確實斷了！」而且骨折處已經嚴重錯位。

石承民指出：「有些細微的隱匿性骨折，即使照X光，第一時間也很難清楚判定，因此，有經驗的骨科醫師在施行理學檢查後有懷疑時，就會進一步做電腦斷層掃描。另外，常見的情況是幾天後，隨著身體活動讓骨折處錯位更明顯，才會被發現，劉張阿嬤就是如此。」

開不開刀陷入兩難

家人心急如焚，透過親友推薦聯繫上石承民，緊急把劉張阿嬤送往中榮急診，確定是右側股骨頸骨折後，醫師建議馬上開刀。

「要開刀？還是不開刀？實在很兩難，」劉又瑋起初有點掙扎。

就和很多高齡病人的家屬一樣，家人很擔心阿嬤的身體狀況，年紀這麼大能否禁得起手術？家屬意見分為了兩派，一半的人支持開刀，但另一半則認為老人家動刀太危險，擔心身體無法負荷。

「如果不動手術，當然就不會有術後的風險，但阿嬤一動就痛，以後只能躺在床上，」更讓劉又瑋不忍的，是阿嬤疼痛到哀號，「任何醫療行為都有風險，看到她這麼痛苦，如果什麼都不做，我覺得很像是慢性殺了阿嬤。」

儘管手術存在風險，但和醫師討論後，媳婦和孫子都傾向選擇讓劉張阿嬤舒服點、生存機率比較大的方式：也就是接受手術。

然而，假使劉張阿嬤因為手術發生意外，他們勢必會受到責難。

「當我們打電話告知親戚阿嬤的狀況時，堅持反對開刀的長輩就警告，『都說不要做了，如果你們堅持的話，發生什麼事就要負責』，」然而劉又瑋反覆思考過後還是認為，「人都會走，但要用什麼方式離開？我希望阿嬤不是在疼痛中走完人生。」

對於一同生活、也是主要照護者的媳婦來說，看著劉張阿嬤忍受疼痛的

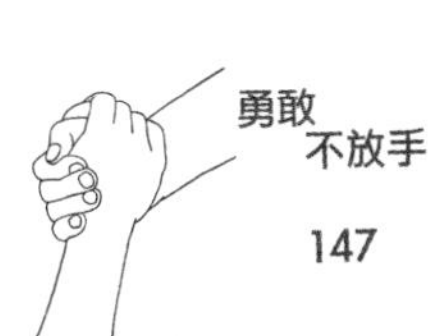

折磨，更是無比煎熬。她一開始就打定主意要劉張阿嬤手術，「其他人不能理解，我們也不能說什麼。但就算開刀出了什麼事，我也做好心理準備了。」

「請幫她安排手術，」家屬最後將討論的結果告知急診醫師，急診部門便迅速的召集了心臟內科團隊與麻醉科團隊，替劉張阿嬤施行術前的完整評估後，由骨科團隊接手安排緊急手術。

根除疼痛的最終解方

「當時石醫師告訴我們，不開刀，不只阿嬤得繼續忍受疼痛外，依然有一半的機率會在一年內走掉，不是選擇不手術就沒有風險，」劉又瑋談到。

研究指出，高齡髖關節骨折病人，如果不接受手術治療，一年內死亡率高達五〇%。

「骨折病人一動就會痛，唯一的抑制方式就是不要動，只要沒有位移，疼痛就會減少很多，因此骨折時鎖鋼板或上石膏，都是為了固定患部不動，」石承民解釋，「儘管止痛藥可以稍微減緩疼痛程度，但骨折的疼痛太劇烈，靠著止痛藥撐到骨折的疼痛緩解，是不切實際的想法。」

很多時候，剛開始骨折並不嚴重，只需要簡單復位處理，但因為病人和家屬拒絕開刀，隨著病人身體活動，骨折位移逐漸拉大，情況更加惡化，病人愈來愈疼痛，終究還是得回過頭接受手術。

因為受傷臥床，長輩的活動量突然下降，容易導致心肺功能快速衰退，肌肉逐漸萎縮，消化機能也跟著減弱，影響營養攝取。再加上疼痛導致長者連坐起來進食都不容易，很可能嗆到引發肺炎。此外，由於不能下床上廁所，必須接導尿管，這又是一項容易感染的源頭，在在都可能引起嚴重併發症。

而照護者為了避免病人長期臥床產生褥瘡，必須每小時幫病人翻身，石承民認為，「光實際執行這一點就難以做到，勢必造成照護上的沉重負擔。」

這一些因素加總起來，病人選擇不開刀，儘管避免了手術風險，但是因為長期臥床，終究仍是會走向死亡。而受傷數日的劉張阿嬤，似乎已經搭上了這班失速列車。

和時間賽跑的手術

在家屬聯繫石承民時，他並不知道病人的年紀，「一位醫師說朋友的奶奶大腿骨折，但詳細狀況並不清楚，希望能轉到中榮。我當然一口答應盡量幫忙。」

「到了急診之後，我才知道原來是位一百一十七歲的超級人瑞，」石承民記得當時看到健保卡，還有點疑惑，「我嚇了一跳，第一次看到健保卡上的出生年前面有一個負號，甚至想是不是打錯了？」

經過了解，劉張阿嬤已經臥床多日，髖關節的骨折倘若又長期臥床，有很高的機會導致脂肪栓塞，發生在這麼高齡的病人身上，很可能是致命的。此外，劉張阿嬤因為疼痛的關係導致血壓升高，如果不能好好處理疼痛，很有可能會出現心血管或腦血管的併發症。

「整個醫療過程，就是和時間賽跑！」石承民表示。

不只在前置準備作業上必須分秒必爭，在施行手術時也是一樣。對醫療團隊而言，如何能讓病人早點接受手術，如何儘量縮短手術時間。是關係到整個醫療行為成敗的最重要關鍵。

「在執行開刀之前，我們團隊有種參加跑百米賽跑的心情，全神貫注等著鳴槍那一刻，就全力衝刺，」石承民記得幫劉張阿嬤動手術前的心情。

由於手術時間愈久，麻醉的時間就愈長，流血量也愈多，長輩不容易負荷，所以，必須盡量縮短手術時間，以減少麻醉藥物攝取，同時降低流血量。

「我們團隊都是相當有經驗與默契的成員，面對這樣極度老邁的高齡病人，必須確保手術準確度，」石承民解釋，「手術中難免都會流血，但面對這樣的超高齡病人，團隊除了熟練精準地採用電燒止血外，也利用纖維蛋白密封劑減少手術部位深處的出血。」

他指出，麻醉科團隊也利用先進的生理監控儀密切監控血壓、呼吸、體溫及心臟的電生理活動等資訊，其中，保持血壓平穩格外重要，如果血壓過高，失血速度就會非常快，同時也會影響手術視野，血壓太低，病人則有生命危險，「麻醉科醫師專注地盯著螢幕上不停跳動的數據，同時也關注著手術的進度，高齡病人不容許絲毫的差錯。」

過程中，團隊精準地重建骨折處，沒有多餘的動作，確保手術做到最迅速，不拖延一點時間。

「手術完成，當縫完最後一針，僅花了不到四十分鐘，但此時此刻，整個團隊依然繃緊了神經，直到阿嬤移除呼吸器順利甦醒過來，大家才在開刀房內鬆了口氣。」

「雖然是很熟悉的手術，但病人是超高齡人瑞，還是有一點點壓力，」石承民坦言。

一般而言，髖關節手術經常有三百、四百毫升的出血量，但中榮團隊靠著先進設備、熟練技術和默契合作，有效地控制住劉張阿嬤手術的流血量，整場手術下來出血量不到五十毫升，幾乎等於沒有流血。

全方位的術後整合治療

然而，手術成功只是過了第一關，術後恢復又是項挑戰。

研究指出，髖關節病人在手術後，一年內死亡率仍高達一八%至三九%，一個月內再住院率達一四．五%、一年內再住院率達六四．五%，術後照護是嚴峻的關卡。

「我們對於石醫師執行手術很有信心，」劉又瑋說，「但術後照顧，我們

希望阿嬤開刀的例子，
可以給很多高齡者在考慮要不要接受手術時，
多一點信心。
——病人家屬 劉又瑋

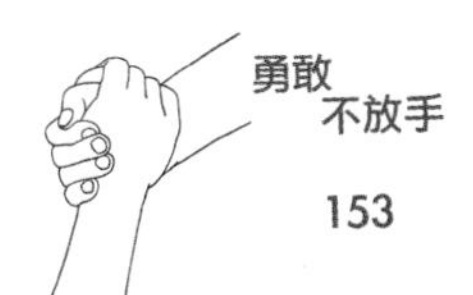

卻沒什麼把握。」在網路上搜尋資料後，劉又瑋更加擔憂，許多病人死亡原因都是術後照顧不佳引發感染，「我懷疑自己有沒有足夠的能力照顧好阿嬤？壓力實在很大。」

老人家抵抗力如果比較不佳，手術傷口發炎，甚至會併發肺炎、敗血症等，高齡者的術後照護，對於許多家屬而言是個難題。

「許多重要研究都指出，年齡並非能否手術的重要考量條件，只要手術技術良好，高齡者在術後的照護才是重要關鍵，」臺中榮總院長陳適安表示。

為了解決這個難題，中榮結合高齡醫學科、骨科、麻醉科、復健科及疼痛科等團隊，組成高齡髖關節骨折整合治療模式，協助六十歲以上的髖關節骨折病人全方位介入照護服務。

不同於孫子的擔憂，有醫療團隊的協助，媳婦對劉張阿嬤的復健充滿信心，「阿嬤摔倒前身體一向很好，醫師怎麼說、我們就怎麼做，我認為要恢復原來狀態是沒問題的。」

一般髖關節手術後隔天，病人就可以下床，但由於劉張阿嬤年紀較大，多休息一、兩天恢復體力精神後，就按照護理人員的指導，依循一般復健過程，媳婦先從每小時幫阿嬤拉筋伸展開始，待醫師評估過後，就試著起身走動。

病人和家屬的積極復健

一個多星期後出院回到家，媳婦依舊積極鼓勵劉張阿嬤復健，每天早上一回、下午一回幫她起身下床走動，保持肌力，目標是盡可能讓劉張阿嬤回復行動力，「阿嬤是很活潑的人，要她以後躺在床上過日子，那不行啊！」

兩個星期後回診時，劉張阿嬤已經可以從輪椅上站起來走幾步，這讓石承民感到有點意外，「如果是八十歲、九十歲病人，我會堅持要復健回到術前狀況，但考量阿嬤的年紀和體力，她能恢復得這樣已是相當驚人。」

「阿嬤實在很不科學，」劉又瑋笑著說，「但我想是因為阿嬤酷愛自由，這個動力讓她努力復健，想要趕快自己行走。」

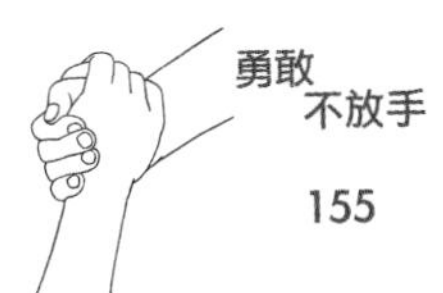

劉張阿嬤的手術結束後，石承民想知道世界上有沒有同樣的年長者接受髖關節置換手術，「沒想到這麼一查，阿嬤竟然比全球紀錄中最高齡接受人工關節手術的英國籍病人，還要年長五歲。」

髖關節骨折多發生在七十歲以上，起因多是因為骨質疏鬆。老年人由於骨質疏鬆症導致骨骼強度減退、肌少症造成肌肉量下降，肢體反應變遲緩，摔倒後嚴重者常出現骨折。

一年內死亡率較歐美國家低

臺灣正快速步入高齡化社會，估計二〇二五年七十歲以上人口數將達三百萬人，這群人都可能是骨質疏鬆症的高風險族群，也是骨折的好發族群。

骨鬆性骨折最常發生在脊椎、髖關節及手腕，其中，脊椎和髖關節骨折容易造成失能，如果病人因為怕年紀太大不敢開刀，未來只能臥床。

劉張阿嬤在不到半年內恢復行走，讓劉又瑋有感而發，「希望阿嬤開刀的例子，可以給很多高齡者在考慮要不要接受手術時，多一點信心。」

的確，年老不該是手術的禁忌症。長者是否能接受髖關節置換手術，年齡不是絕對因素，個人健康狀況才是首要考量。因此，從病人進入急診開始，中榮就會由骨科、心臟內科及麻醉團隊，第一時間進行手術可行性評估，審慎檢查長者的心肺功能、有無慢性病或癌症等惡性疾病情形，是否能接受手術。

接著由骨科團隊進行手術治療，術後則由高齡醫學專科醫師整合照顧。在臺中榮總整合治療團隊的照護下，截至二〇二一年的統計結果，整體住院死亡率下降至一．九%，而一年內的死亡率更是下降到一一．六%，遠較歐美先進國家為低。

「透過醫療團隊完整評估及妥善的術前準備，再加上術中嚴格監測、減少失血，高齡者還是可以放心接受手術，讓病人和照護者都擁有更好的生活品質，」石承民強調。

文／陳培思

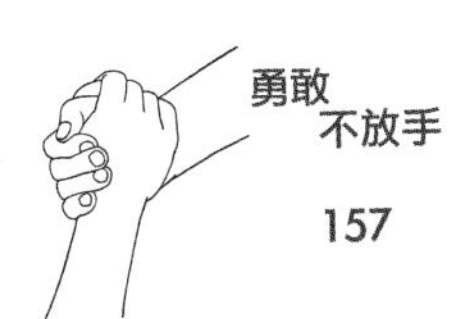

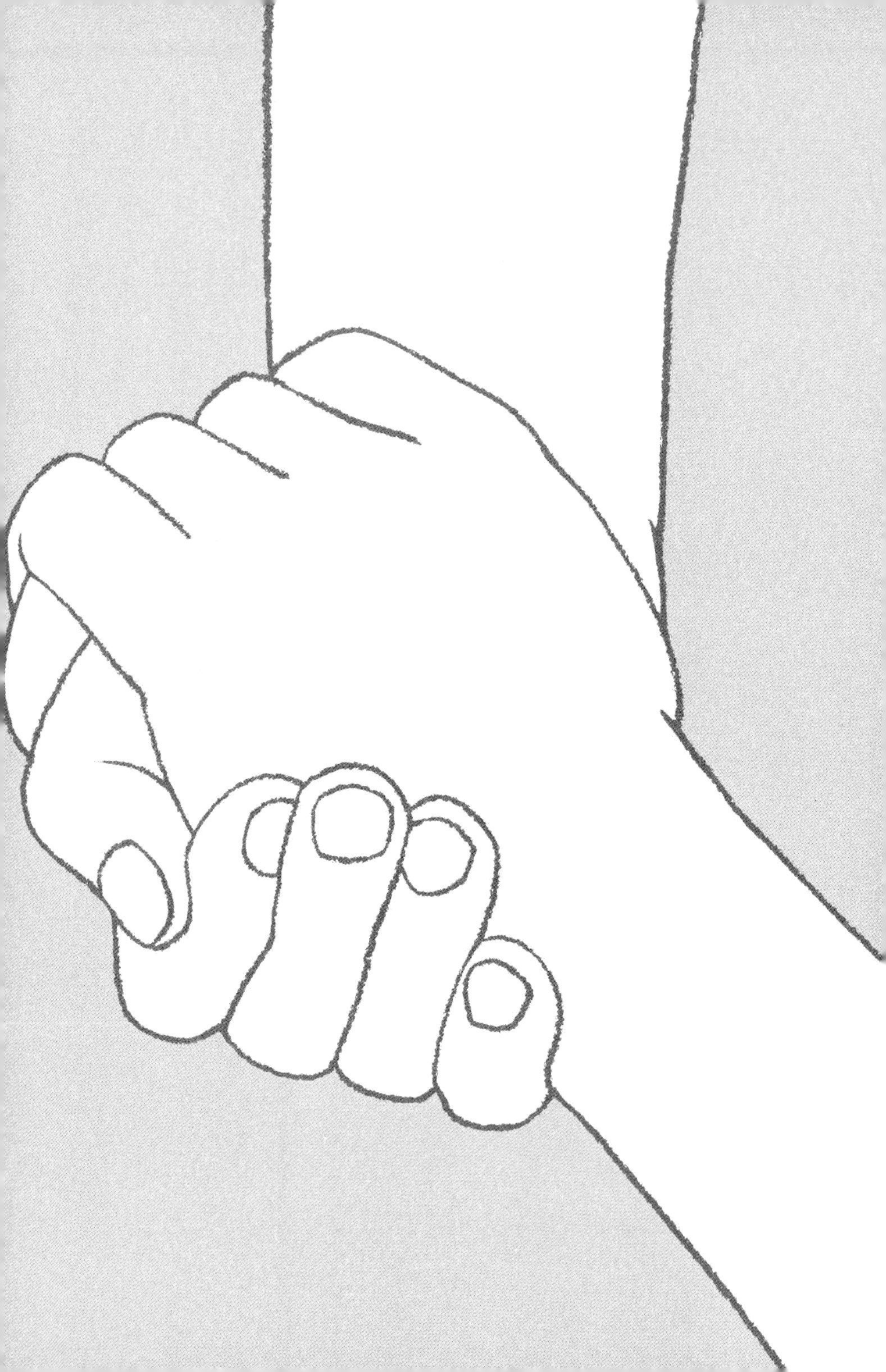

深腦刺激手術延緩巴金森氏症退化

走出封閉
用歌聲譜寫生命樂章

罹患巴金森氏症的張冠妤曾封閉自我，還好音樂喚醒了她對生命的熱情，與郭怡真醫師團隊正面迎戰病症，積極的治療復健，讓她有更多的自信，有能力照顧別人。

五月的日本北海道東川町，殘雪已融，樹梢新綠初綻，來自臺中的張冠妤在這裡展開兩個月的遊學生活。她住在語言學校的宿舍，每天上午和同學們一起上課學日文，下午開心享受東川町的風景人文，體驗道道地地的日本生活。

重回校園生活，學習日文，是五十八歲的張冠妤多年的願望，但兩年多前她想都不敢想。因為她罹患巴金森氏症長達十多年，曾經無助無望、封閉自我，甚至絕望到規劃自己的告別式。直到二〇二一年三月踏進臺中榮總，晦暗的生命從此改寫，迎向春暖花開的第二人生。

鴕鳥心態不理病徵

「本來以為我的病會愈來愈糟，沒想到在中榮動了深腦刺激手術之後，竟然讓我重新享有正常人的生活，」談起在中榮的治療，張冠妤不禁露出笑容。

以前張冠妤是個平凡的家庭主婦，日常就是洗衣做飯以及到醫院當志工。大約二〇一一年左右，她右手漸漸無力，筷子拿不穩，菜切不下去，拿筆寫字歪歪扭扭，但因右手完全不痛，她以為是小毛病，日常生活就盡量用左手代替。直到有一天，朋友發現張冠妤連走路都怪怪的，勸她就醫。

張冠妤前往中部某家醫院就診，腦部核醫影像檢查結果竟是巴金森氏症。然而當時她並不害怕，也不懂巴金森氏症是什麼，只記得判定的那一刻，醫師說：「妳很幸運，檢查結果不是腦瘤，現在醫學發達，有很多機會等待巴金森氏症的新藥和新療法。」醫師的正向說法讓她放下心，決定遵從醫囑，定期回診，認真服藥。

巴金森氏症是因為腦部紋狀體與黑質體系統退化，無法產生足夠的多巴胺，導致運動功能異常的神經退化性疾病。常見症狀有靜止型顫抖、動作緩慢、肢體及臉部表情僵硬、走路慢，步伐很小，中後期甚至會邁不出步伐，平衡感變差，容易跌倒。

除了動作症狀的困擾，病人也容易有嗅覺不佳、便祕、憂鬱、焦慮等症狀，甚至疾病中後期會有認知功能障礙、幻覺、姿勢性低血壓等相關併發症。

但是張冠妤抱著鴕鳥心態，當做沒事般照樣過日子，完全不想了解巴金森氏症到底是什麼樣的病。直到三年後，四肢愈來愈不靈活，喝水握不住杯子，滑手機點不到想要的應用程式，腳掌沒有力量撐住鞋子，做一頓飯要四、五個小時，她才意識到自己嚴重退化。

打擊接二連三，病發的同時，家裡也發生變故，張冠妤開始獨居生活。健康惡化、環境巨變，加上藥物副作用讓張冠妤日益消沉憂鬱，也逐漸封閉自己。「本來想清晨出門運動，但內衣穿了一個小時釦子還扣不上，寒流來的天氣裡，我竟然扣到滿身大汗，好生氣、好絕望，乾脆不出去了，」從此，張冠妤幾乎足不出戶，每天清晨的陽光對她已失去意義。

在封閉的歲月裡歌聲未歇

所幸，在黑暗的谷底，張冠妤想起了音樂。生病之前她很愛唱歌，學過國標舞。她找來以前學舞時的音響老師吳師傅到家裡裝設音響。接著日復一日關在家裡唱歌，每天一唱八小時，她只想拖一天算一天，用唱歌麻痺身與心。

有時張冠妤會拖著蹣跚腳步，走進離家不遠的卡拉OK俱樂部唱歌。俱樂部裡的客人覺得「這位太太怪怪的，動作很慢，從不理人，但是歌聲很好聽」，老闆娘好心問起她的健康，張冠妤只輕描淡寫地說是運動神經障礙，所以肢體不太靈活。

「生病讓我非常自卑，不想讓別人知道，更害怕異樣的眼光，」張冠妤彷

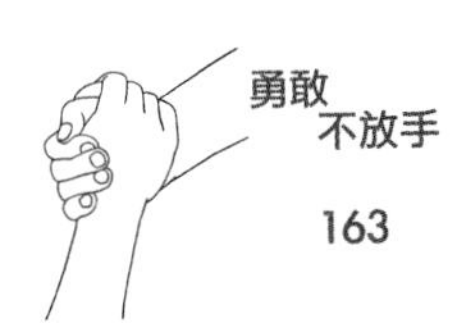

佛躲進陰暗狹小的殼裡，親朋好友聚會一律不參加，就怕自己在餐桌前夾不了菜、拉不動椅子，會被異樣看待。幸好有少數幾位了解狀況的好友，到家裡陪她唱歌，或是帶她出門走走。

封閉的歲月過了六、七年，張冠妤的歌聲不歇，肢體功能卻愈來愈差。即使長年配合醫囑用藥，但藥效持續的時間有限，大約每三小時就要服藥，讓她對自己的身體日益感到絕望。到後來，甚至感覺「人生到盡頭了」。

自製影音，找到生存下去的勇氣

那時，一首又一首歌曲的旋律在張冠妤心中盤旋。「我至少要跟大家快樂告別吧，」她想用自己的歌聲製做成影片，在告別式跟親朋好友說再見，象徵著巴金森氏症禁錮不了她美好的歌聲與靈魂。

當年為張冠妤裝音響的吳師傅，再次到家裡教她錄音和剪輯的基本技巧。張冠妤在電腦前摸索一整天，用顫抖的手指握滑鼠、敲鍵盤，很多地方搞不懂，去電給吳師傅偏偏又沒應答。她只好咬緊牙關獨自摸索練習，直到天光微亮，終於完成一支音樂影片。

不久後，吳師傅來電關心：「學會了嗎？我就是要妳自己學習，確認妳的決心。」他的苦心，剎那間激起張冠妤沉睡多年的鬥志和勇氣。一遍遍放著自己完成的作品，她猛然醒悟：「原來我不是什麼都不行，這世界還有我可以做到的事。」

一道光照進了生命。張冠妤迷上製作音樂影片，愛唱歌的她開始製作伴唱音樂影片。一首接著一首心愛的歌曲搭配美麗的畫面，如春風吹進心裡，也吹散了「告別式」三個字。

張冠妤帶著自製的影片到卡拉ＯＫ俱樂部唱歌，引起歌友們的興趣。大家紛紛付費請託代製伴唱影片，案子應接不暇。「原來我也可以創作，可以為別人服務，」張冠妤驚喜不已。二〇一九年「冠妤專業錄音室」正式成立，即使手腳不靈活，動作遲緩，但左手按滑鼠，僵硬的一指神功敲鍵盤，還是可以

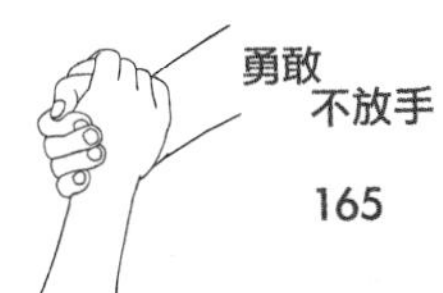

為客戶做出滿意的影片。

卡拉OK俱樂部裡很多上了年紀的歌友愛唱日文歌，為了編輯影片的日文字幕，張冠妤又自學日文，先上網學會五十音，再查出每首日文歌的中文翻譯，後來參加日文歌唱班，一心要把日文歌學好。

從學剪輯、錄音，再到學日文、製做日語歌影片，「人生目標愈來愈多，還有好多事想做，我要爭取更長的生命、更好的生活品質，不要被巴金森氏症拖累，」張冠妤說，以前面對電腦她連「複製」、「貼上」都不會，接觸影音製作之後，她看見自己的可能性，找到了生存下去的勇氣，再也不甘於被巴金森氏症禁錮身心，一定要好起來，要用健康的身體開展人生。

從此，張冠妤開始積極面對罹患巴金森氏症的事實，強烈渴望找回健康。

我要把自己交給她

後來朋友告訴張冠妤，有一種深腦刺激手術可以治療巴金森氏症，她燃起希望，積極尋找合適的醫院。一開始的醫院諮詢並不順遂，正當茫然著急之際，朋友傳來訊息：「聽說臺中榮總有一位郭怡真醫師很不錯。」

二〇二一年三月的某一天，張冠妤抱著過去十年在另一家醫院就診的病歷，走進郭怡真的診間。

郭怡真是臺中榮民總醫院巴金森症暨動作障礙中心主任，她花了一個多小時，仔細看完厚厚一大疊病歷，接著要張冠妤站起來走個幾步做動作評估。

就在張冠妤緩慢起身，把手提包放在腳下時，郭怡真突然起身走向她，彎腰提起包包放到櫃子上。「我嚇了一跳，醫師竟然彎下腰幫病人拿包包，」張冠妤說，這項貼心溫暖的舉動讓她感動莫名，當下覺得選對了醫院與醫師。

沒想到的是，做完一系列的動作評估、病情討論、手術意願確認，準備離開診間之際，郭怡真又一個箭步走向櫃子拿起包包，送張冠妤出門。

「那一剎那，我的眼淚都快掉下來了，馬上決定，就是臺中榮總，就是郭醫師，我要把自己交給她，」張冠妤事後常常憶起那次和郭怡真的初次相會，堅信一個好醫師不只是醫術要好，對病人的關懷和體貼，更會給病人帶來莫大的信心與勇氣。

郭怡真則回憶，二〇二一年張冠妤第一次門診，走進診間時藥效已經不足，肢體非常僵硬，一些精細動作的評估顯示，張冠妤動作幅度非常小，且相當緩慢。但郭怡真也發現，張冠妤平日服用藥量其實並不重，考量手術有相關風險，決定提高藥物劑量及增加用藥頻次來改善症狀。

不放過任何一個機會

然而，張冠妤拒絕增加用藥，不想每天吃一大堆藥，認為就算認真地吃目前治療巴金森氏症最強效且副作用相對較少的藥物——美道普，藥效大概也只有三個小時，各種症狀有如定時鬧鐘般，時間一到便提醒她「該吃藥了」。

張冠妤想擁有正常的社交生活，外出時不再擔心「藥效沒了」，堅決地表達要接受深腦刺激手術治療，改善生活品質。

臺中榮民總醫院巴金森症暨動作障礙中心主治醫師方鼎鈞解釋，深腦刺激手術（Deep Brain Stimulation），是一種透過電刺激來控制運動神經元活動的治療方式，對於神經系統疾病有很大的幫助，適用巴金森氏症、震顫性動作障礙等症狀嚴重的病人，可以控制病情、提高生活品質。

手術會先將附有微小電極的導線置入腦內，經由皮下的延長線，連接至植於鎖骨附近的神經刺激器，精確地將電流刺激傳送到腦部兩邊的視丘腦下核，或蒼白球等控制運動與肌肉功能的區域。電子刺激的狀況可依個人需求做調整，屬於一種可逆性調整方式，可以取代部分藥物的效果，但仍要搭配使用藥物，而且手術存在一定風險，需要經過醫師的詳細解釋，再做出決定。

只不過，張冠妤不怕風險，第一次門診便立即決定要做深腦刺激手術，且隨即安排住院進行五天的評估。中榮巴金森症暨動作障礙中心個案管理師陳品靜也很驚訝，竟有如此堅定的病人。她記得初次見到的張冠妤整個人很灰暗退縮，但一提到手術卻異常堅決，對正常生活的渴望非常強烈，完全不像其他病人會猶豫和擔心風險。

張冠妤很快就通過評估審查，獲健保署同意手術給付。手術前夕，她沒有半點恐懼擔憂，告訴陪著去做術前準備的女兒：「反正最壞也不過就是這樣了，我就是要賭一把，試試看，不放過任何可以讓自己好過一點的機會。」

術後臨床症狀改善四二%

幾千個與病魔和孤獨相伴的日子，張冠妤已練就得無比堅強勇敢。五月五日一早進了手術室，把自己交給醫師，全心的信任和配合。戴上頭套打入八個神經阻斷點時劇痛無比，但她既不害怕也沒喊疼。當神經外科醫師潘思延親自攙扶她做電腦斷層時，心中更充滿溫暖和感謝，再次感到自己選對了醫院。

張冠妤的手術很成功。中榮團隊先為她在體內裝妥電極，一個月後，再藉由電極進行刺激電量的調整，並逐漸減低藥物的劑量，更改藥物的種類，前後花了三個多月的時間調整。郭怡真說，張冠妤術後半年的追蹤評估顯示，在沒有吃藥的情況下，深腦刺激治療可改善的臨床症狀達四二％，術後的藥物也減量了四〇％。

張冠妤回憶，手術後幾個月，本來還沒有明顯感覺，但有一天朋友打電話給她，聊著聊著朋友突然說：「妳的聲音回來了！好有力量，不像以前有氣無力。」接下來她一天天感到動作變快，肢體和肌肉的力量增加，洗澡從以前的兩三小時進步到一小時，到現在從洗頭、洗澡到穿衣、吹頭髮，全部只要二十分鐘，與正常人無異。

藥物減量更讓張冠妤開心，以前常常一次要吃上四顆美道普，現在只要一．五顆。「開刀前我吃了藥，只有正常人的四分力，開刀後已有正常人的六分力，搭配用藥後更有九分力，完全可以過正常生活，」她明顯感受到術前術後的差別。

深腦刺激手術為張冠妤帶來全新人生，她再也不是那個自暴自棄的病人。

這兩年張冠妤積極分享自己的生病歷程與心情，鼓勵巴金森氏病友勇敢地

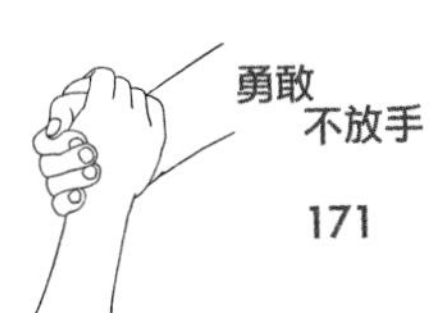

面對疾病，不要自怨自艾，只要認真配合醫囑、相信醫師、多運動和復健、不亂吃偏方，一定可以享有美好人生。

生命的春天重新來臨

張冠妤也常約病友一起去唱歌，發起活動。二〇二三年年初還拿到臺中市街頭藝人證，號召病友們組成中部病友「帕迷耳演唱團」，她告訴大家：「唱得好不好不是重點，重點是我們有不屈不撓的精神！」

原本張冠妤和女兒疏離的家庭關係，同樣有了明顯變化。母女兩人變得親近，女兒不僅會回家探望張冠妤，還會特別安排聚餐、家庭活動一起參與，創造更多共同回憶。

兩年多來，陳品靜定期追蹤張冠妤的術後情形，每次都很驚訝她的進步，「那種進步不只是身體上的，而是整個人愈來愈有自信和力量。」

二〇二三年二月，張冠妤陪著另一位巴金森氏症的病友去日本旅遊，全程一路幫忙照顧行動不便的朋友，進飯店時幫忙開門、放行李，用餐時協助拿碗筷、分菜。她好開心自己不再是以前那個處處依賴別人的病人，而是有力量照顧別人，拉別人一把。

生命的春天重新來臨，張冠妤全心追夢，要實現更多夢想。她想起年輕時留學日本的心願，因為家庭、育兒、生病，原以為此生不可能實現，但二〇二三年五月與朋友結伴，終於實現夢想，到日本的語言學校展開兩個月遊學行程，重新享受學生生活。

手術改變了我的人生，將我帶回彩色世界，
感謝臺中榮總的醫療團隊，
讓我可以實現年輕時的夢想，
現在的我，有夢就去實現吧！

——病人 張冠妤

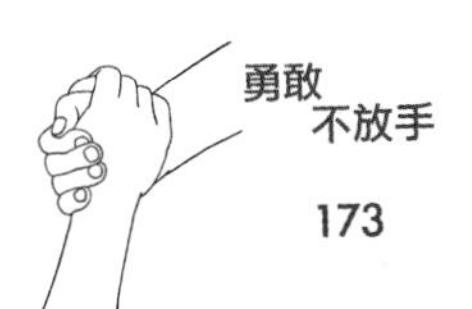

在日本的日子，張冠妤不時會傳回照片跟陳品靜分享，畫面裡的她上課、出遊、騎著單車穿梭日本鄉間，臉上有著滿滿的笑，眼裡有著閃閃的光。

張冠妤的轉變，讓中榮團隊非常欣慰。郭怡真表示，張冠妤的治療效果，可鼓舞更多適合的病人，手術雖然難免有風險，但多重複雜的藥物治療也有副作用的可能。目前深腦刺激手術已獲健保給付，費用降低許多，醫療團隊經過謹慎評估後，會協助病人尋求理想且可行的治療策略。

中榮團隊提供多元治療

此外，中榮巴金森症暨動作障礙中心已建置病患追蹤登錄系統，希望經由定期評估，反饋病況給門診醫師，協助治療決策，也持續與復健科、身心科溝通合作，提供巴金森氏症病友們更多面向的治療與評估。

該中心常舉行病友相關活動，或與中部巴金森之友協會、ＲＢＩ瑞金抗齡照護研究教育基金會合作，舉辦巴金森氏症病友會及相關學術演講，希望提供大家更多相關的醫療資訊，以及建立溝通的網絡平台。

方鼎鈞提醒，巴金森氏症好發於六十五歲以上，中年發病的早發型病人相對較少，有些早發型病人罹病後會陷入消沉沮喪，但其實只要積極治療、加強運動復健、多參與病友團體尋求支持，還是能享有正常生活。

長期協助巴金森氏症病人的陳品靜也說，張冠妤的例子證明只要有決心和勇氣，加上醫療團隊的努力，早發性病人一樣可以擁有美好的人生下半場。

就像張冠妤在自己的臉書寫著：「手術改變了我的人生，將我帶回彩色世界，感謝臺中榮總的醫療團隊，讓我可以實現年輕時的夢想，現在的我，有夢就去實現吧！」

文／邵冰如

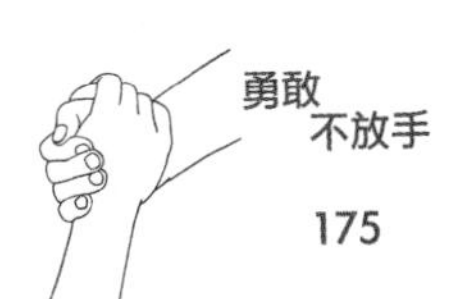

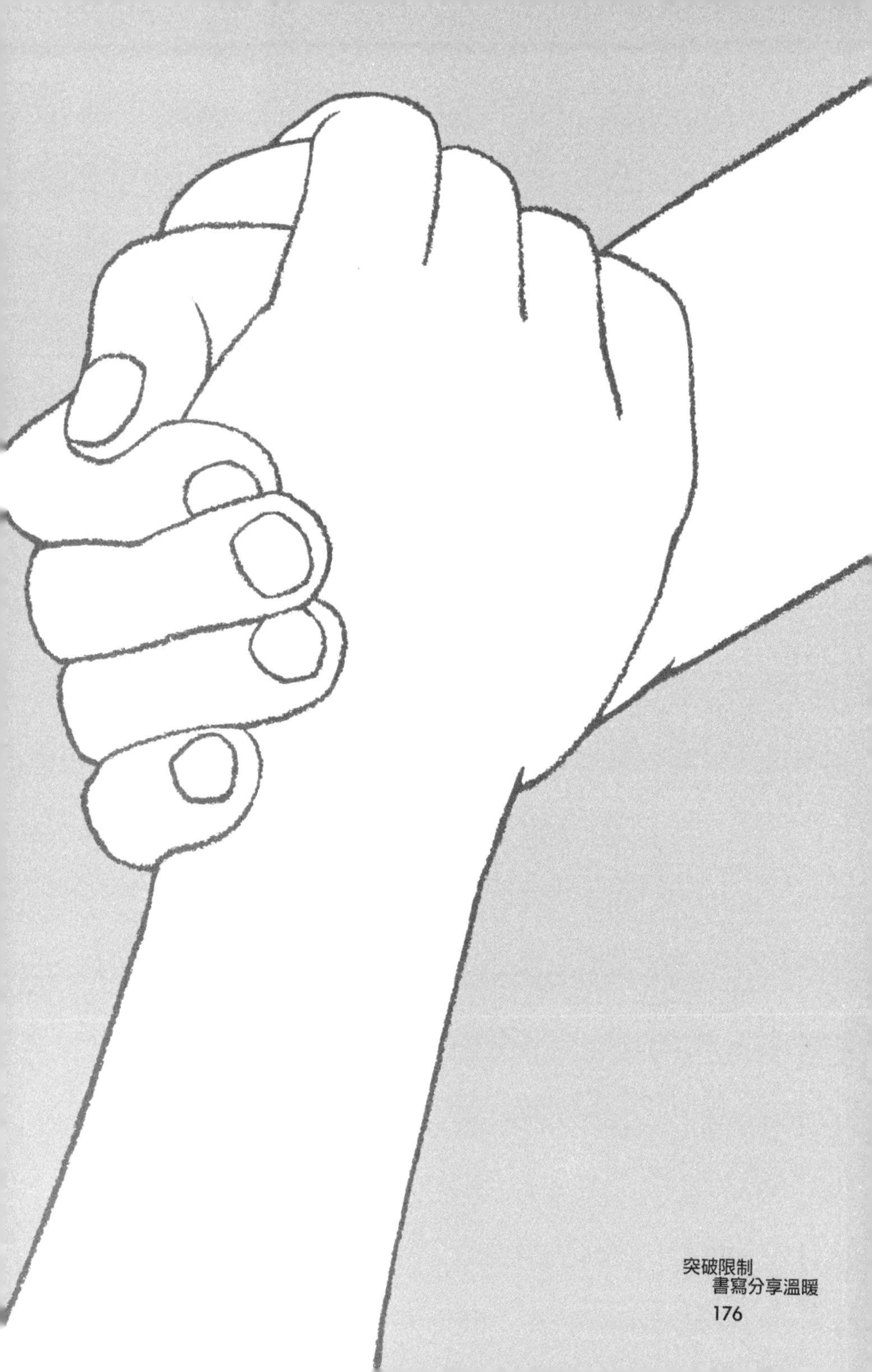

四十年不放棄復健的腦麻鬥士

突破限制 書寫分享溫暖

腦性麻痺也許束縛了蔡文傑的身體，
但從未困住他的心胸與創作力，
與家人攜手堅定地走上復健這條漫長路，
一路還有職能治療團隊的緊密相伴，
他的世界由自己操控。

初夏午後，臺中榮民總醫院大廳的人潮熙來攘往，罹患腦性麻痺的蔡文傑獨自操控著電動輪椅，一路暢行無阻地進了大廳，穿過復健醫學部的走廊，再抵達職能治療室，這裡是他再熟悉不過的地方。

從一九八二年開始在中榮復健，至今四十年，蔡文傑是最資深的病人，也是醫師與治療師眼中「永不放棄追求夢想」的腦麻病人，還是個致力投入文學創作、得獎無數的生命鬥士。

蔡文傑是臺中梧棲人，出生時因為難產，生產過程缺氧造成腦部病變。嬰兒時期看不出太大問題，不料到了兩、三歲還不會走路，講話表達也很難讓人理解。著急的爸爸媽媽抱著他，從臺北到屏東看遍各大醫院，最後才確立診斷為腦性麻痺。

復健四十年不放棄

四十多年前，臺灣對腦性麻痺的認識有限，有些家長會以這樣的孩子為「恥」，甚至把孩子關在家裡，任由孩子在地上爬。但蔡文傑的父母不放棄，兒子是他們的心肝寶貝。

無奈那時兒童早療復健不普及，臺中的醫院診所都只有針對成人中風後的復健治療。小小的蔡文傑不能走、不能站，生活完全依賴別人，只能由阿公阿嬤天天背著去上學，進了學校再由同學接手照顧。

直到一九八二年，榮總臺中分院成立（臺中榮總前身），爸爸媽媽看見了希望，八歲的蔡文傑自此踏進榮總復健科，展開長期的職能治療。

在中榮復健的過程很辛苦，但媽媽黃玉蘭堅持，「只要對文傑有幫助，我們就要去。」小學和國中時，梧棲沒有復康巴士，媽媽每週一次開車載他到中榮。那時中榮的停車場距醫療大樓有三、四百公尺，她總是背著兒子吃力地爬坡，又累又喘。這樣辛苦的歷程血汗並沒有白費，後來蔡文傑復健的效果很不錯，國中時一度可以拿枴杖自己走到門口。

最獨立的腦麻病人

蔡文傑上高中之後，有了輪椅，出入行動比較方便，開始練習獨自出門，不再依賴家人。

相較於許多腦性麻痺病人，會被家人或看護照顧得無微不至以致產生依賴性，蔡文傑則有罕見的獨立個性。黃玉蘭說：「我不太限制他去做想做的事。」以前沒有電動輪椅和復康巴士，只有手推輪椅時，家人必須開車載他。

自從有了電動輪椅，他再也不肯被禁錮，全心渴望去探索更大的世界，會研究公車路線或預約復康巴士，四處趴趴走。

蔡文傑剛開始獨自出門時，也曾有人跟黃玉蘭說：「妳兒子獨自在外面很危險……」還有人向她「告狀」：「文傑輪椅開很快，路上趴趴走！」但黃玉蘭從不擔心，她徹底放手讓兒子學著獨自去闖、去探險，也深信他會好好照顧自己。

臺中榮總醫療團隊也很支持家長放手的態度，以及病人追求獨立的精神。中榮復健醫學部主任程遠揚表示，腦性麻痺主要因為生產過程缺氧造成缺氧性腦病變，或是嚴重的黃疸造成腦部受損，腦部協調功能發生障礙，後續引發肌肉張力異常，不自主收縮，協調能力很差，動作緊繃失調與說話吞嚥困難等問題。

另外，因長期臥床或久坐，病人也會出現脊椎側彎，而有三分之一的病人可能會有智力問題。蔡文傑雖然因肢體張力大導致動作表現異常，但智力方面是完全正常，對於這樣的病人而言，「積極復健所帶來進步的潛能是最大的，」程遠揚說。

正因行動和生活不便，程遠揚表示，絕大多數病人的家屬會對他們保護過多，生活上全力照料，有的家長甚至認為孩子不用太積極去學、去想、去做太多事，待在家裡就好，久而久之養成病人的依賴性格，「但文傑的媽媽很不一樣，不但放手，更鼓勵他持續復健。」

中榮復健科職能治療師何彥寬也說，蔡媽媽很特別，她讓文傑自由發展，不因他的身障而限制他，總是放手讓他獨自去做很多事，完全不擔心。

「他是我見過最獨立的腦痳病人，」何彥寬進一步說，雖然行動不便，但蔡文傑追求獨立生活的意志力十分強烈，日常生活很多事都自己來，不想依賴他人，包括吃飯、使用手機、打電腦、操控輪椅，也習慣獨自搭公車出門，非常難得。

蔡文傑外出時，也曾發生輪椅爆胎的意外。當時有好心路人幫忙打電話通知家裡，爸爸媽媽趕快去載他回來，「但我們不會因此就不再讓他單獨出門，正常人開車都會爆胎，這沒什麼，」黃玉蘭的口氣非常篤定，因為她認為文傑有非常聰明的腦子和堅決的性格，「他會找出辦法讓自己安全，讓自己過得好，也有很多好心人會幫忙。」

走進文學的世界

二〇〇〇年秋天，蔡文傑踏進了文學的世界。

當時臺中縣社區大學在梧棲成立海線校區，喜歡臺灣歌謠的蔡文傑參加了詩人路寒袖開的「臺灣歌謠欣賞與創作班」，開啟了他對文學的熱情與生命的新篇章。課堂上，蔡文傑雖然沒辦法做筆記，也不方便發問，但用功勤奮且從不缺席，老師說的重要觀念他牢記在心，開始著手創作向老師請教。

詩人吳晟是他的另一位老師。二〇〇一年文化總會中部辦公室成立，擔任顧問的吳晟常主持文學課程，蔡文傑一定去聽。後來吳晟在靜宜大學開新詩課，蔡文傑堂堂旁聽從不缺席，還常拿作品請老師指點。

吳晟形容他：「學習意願執著，認真的態度遠超過一般學生，而且他的臺語詩最難得、也最傑出的特質，在於不時流露俏皮幽默，意象生動，那是無比豁達的心胸孕育而生的智慧表現，這正是他的本性。」

不上課的時候，蔡文傑大量閱讀文學作品，新詩、散文、小說和文學評論，一本接一本手不釋卷。文學如微暖的春雨，滋潤澆灌他青春的心靈，也帶著他的心奔向了更遠、更遼闊的世界。

展現不向身障低頭的勇氣

蔡文傑開始向文學刊物、報紙副刊投稿，參加文學獎。初期雖常被退稿或落選，但他不放棄，一試再試，並不斷精進自己。後來他的臺語詩、散文被選用刊載的愈來愈多，詩作《夢咧生根》被譜曲成為臺中海線社大的校歌。

二〇〇一年他當選臺中縣傑出身心障礙者代表。之後更獲獎連連，二〇〇三年獲「黑暗之光全國身心障礙者文學獎」散文類佳作、「中縣文學獎」新詩與散文雙料首獎、「磺溪文學獎」散文獎等。

二〇〇七年蔡文傑當選全國社會優秀青年代表，並出版臺語詩集《風大我愈欲行》。這本詩集有如他的生命之歌，一字一句是對日常生活的剔透觀察，以及鄉土、親情、愛情的喜樂悲歡，更充滿不向身障低頭的勇氣。就像他榮獲第四屆「全國身心障礙者文藝獎」新詩組評審特別獎的《風大我愈欲行》的詩裡寫著：

雖然北風像海湧赫呢大
但是我毋驚
無論冬雪會落外粗
我攏袂畏寒
有日頭及露水給阮晟

崎嶇世路陪阮行……
跋倒爬起擱再行
有春天佇頭前咧等阮
坎坷山路我及伊拚……

文學上的成就，突破障礙的堅強信念，為蔡文傑贏來掌聲。二〇一二年他獲頒臺中市傑出身心障礙獎，更獲得中華民國第十八屆身心障礙楷模金鷹獎。

創作背後的力量

創作能量的背後，除了父母的全力支持，中榮團隊則是最堅實的靠山。

蔡文傑說，長年以來，他每週兩次到中榮復健，中榮提供的不只是身體上的職能治療，也是他身心靈的重要陪伴，「這裡給我溫暖和友誼。」

在中榮復健科，治療師都被病人稱為「老師」。蔡文傑說，早年協助他進行復健治療的職能治療師林慧澤，對他非常好，像父親一樣疼愛他，兩個弟弟結婚時，林慧澤還來參加喜宴，就像家人一樣。

十年前林慧澤退休了，改由年輕的職能治療師何彥寬接手，一樣繼承了視病猶親的體貼。蔡文傑說，因為肌肉攣縮僵硬，無法拿筆寫字，只能用左手大拇指敲打電腦鍵盤打字，手也無法抬高，何彥寬便教他使用增高墊，讓鍵盤傾斜便於操作。

在生活上，中榮團隊更全力協助蔡文傑解決生活中遭遇的困難。何彥寬曾數度到蔡文傑家中了解他的生活情況，協助改善日常生活空間和動線，教導他從臥室、電腦桌到其他空間如何轉位。

治療團隊也會為蔡文傑設計生活需要的輔具，利用護木製作適合的工具。例如，他手部張力不足，何彥寬便為他把湯匙、門把重新調整加粗，藉由合適的工具，讓他能夠在日常生活中提升上肢的功能。

十年來，何彥寬和蔡文傑已建立醫病關係以外的深厚友誼。蔡文傑雖然口

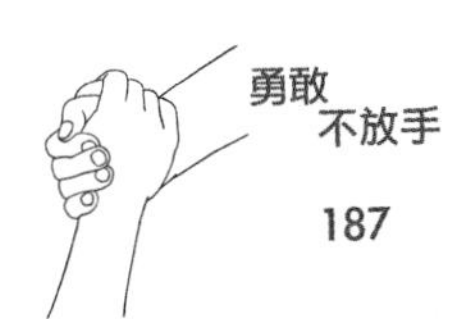

語表達困難，但何彥寬認為他思慮非常清楚且聰明，溝通上沒有太大障礙，兩人之間有著絕佳默契，常常蔡文傑一個眼神，何彥寬就知他要說什麼。

蔡文傑甚至曾經感性地把戀愛和失戀心事跟何彥寬分享，也談到現在和母親一同生活，未來有一天勢必要完全獨立照顧自己，必須做更多的轉移位訓練，也就是在空間上可以完全自主移動。「我很欽佩文傑的毅力，所以會盡力幫他達成心願，就像好朋友一樣，」何彥寬眼神充滿兄弟般的義氣。

追求更好，不放棄復健

因渴望更高、更好的生命層次，蔡文傑對生命和生活有強烈的需求。

何彥寬坦言，十年前剛接手蔡文傑的職能治療時，是一個「剛出道」的治療師，那時他認為復健有黃金期，童年進行效果最好。

第一次看到蔡文傑時，發現他都三十八歲了，不禁心想：「已經腦麻這麼久、復健這麼久了，後續還能帶來什麼進步和改變？」於是只以「維持現狀、避免退化」為標準來為蔡文傑復健，但蔡文傑陸續提出生活上的各種問題和改善需求，何彥寬才了解到他的韌性。

何彥寬舉例，一般腦麻病人因為肢體不靈活，很少用電腦，但蔡文傑不放棄，不願找人代他打字，反而為了寫作，苦練手指肌肉張力，以一指神功打字，意志力和企圖心極強。

程遠揚也說，像蔡文傑一樣，持續數十年復健不放棄的例子，非常罕見。很多腦麻病人的家長在孩子做了幾年復健之後，認為沒有更好，或不會更好，便在孩子青少年時期就放棄了。但蔡文傑很不同，他一直不斷嘗試突破自己身

我不是被照顧者而已，
我可以用自己的力量去照顧媽媽，
做一個照顧者。
——病人 蔡文傑

體上的極限，想讓自己更好。

為蔡文傑看診多年的程遠揚說，一般病人做職能治療時，復健團隊會設定目標，但有些病人會把目標訂得較低。例如，坐輪椅者設定目標多半是基本的移位和生活自理；也有人會訂下較高、較具功能性的日常生活目標，像是理財、自炊等。

「但文傑很有鬥志，生命力旺盛，除了訂定基本的生活目標以外，還訂定更高的心靈層次目標，努力追求文學路上的不斷成長，也追求社會上的自我定位，復健起來格外有毅力、有恆心，」程遠揚指出，腦麻病人如果持續接受復健治療，復健團隊還可以及早發現他們生理或心理上的其他問題，例如，脊椎側彎導致腰椎神經的壓迫，可以先做背架防止惡化。

相反的，如果不持續接受復健，就可能會發生新的問題而忽略或不自知。除了前面提到脊椎側彎導致的神經壓迫，因為無法運動則容易導致心肺功能變差，後續可能衍生心血管疾病和代謝症候群，這些都可以藉由復健過程發現，再進一步預防或是治療。

對腦麻病人來說，復健過程其實非常辛苦，因此很多病人會抱怨、想放棄，但蔡文傑從不抱怨。

在何彥寬眼中，「文傑介意的都是生活上有什麼事做不到，並積極尋求建議，希望能夠克服。」

獲選全國傑出青年

蔡文傑四十年不間斷地復健，很大關鍵也來自父母的支持。

黃玉蘭說：「四十年來，因為老師的幫忙，讓文傑不會肌肉萎縮，也讓自己和兒子看見生命各種潛能與可能。更重要的是，中榮的老師非常關心他，在寫作的路上幫他克服身體種種限制，一圓文學創作之夢，所以未來不管文傑幾歲，都不會放棄復健。」

二〇一八年，蔡文傑再度發表新書《總有天光日照來》。這次是一本長篇

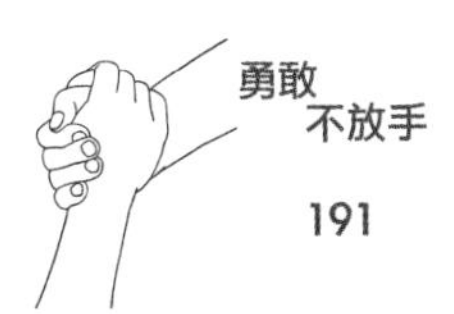

的散文集。全書二十八篇文章勾勒對生命的熱情，字裡行間散發著智慧與溫暖，也偶有調皮中藏著豁達的自嘲。「寫作就像為自己的生命留下刻痕，我以鑿刀或深或淺地刻劃情感與記憶。」他希望透過書寫，為世人帶來溫暖與陪伴，「沒有遺憾不人生，但再怎麼闃暗、難走，總有天光日照來。」

文學成就與對生命的熱情，讓蔡文傑在二〇〇七年獲選全國傑出青年，前往總統府接受表揚。多年來還曾從陳水扁、馬英九、蔡英文三位總統手中領過獎。黃玉蘭非常以兒子為榮，也曾因此當選全國模範母親。

挑起照顧媽媽的責任

文學成就之外，最讓黃玉蘭欣慰的是，兒子的樂觀與獨立，一家人從不曾陷在「腦痲」家庭的悲情裡。

有時，黃玉蘭會忍不住跟兒子說：「對不起把你生成這樣。」但蔡文傑總是笑著回答：「如果不是這樣，我只會是個平凡人，就不會特別傑出了。」

蔡文傑甚至會擔起照顧媽媽的責任。黃玉蘭說，兒子雖然身體不方便，但頭腦很聰明，會幫她解決生活中的各種問題，例如，她身體不舒服時，會立刻上網幫她找到適合的好醫師，幫忙掛號，教她吃什麼適合食物，「他很貼心，很關心我的健康，如果買了醃漬品，還會被他唸半天呢！」

在梧棲住家社區一帶，鄰居們也很習慣這對看似不便，卻無比堅強樂觀的母子。蔡文傑每天早上會操控著電動輪椅出門幫媽媽買早餐，大家都習以為常。這些年他更帶著媽媽出國旅行，由他一手規劃、安排、找旅行團，足跡遍布日本、歐洲、美國。

「我不是被照顧者而已，我可以用自己的力量去照顧媽媽，做一個照顧者，」輪椅上的蔡文傑，話語雖然說得吃力，眼神卻無比堅定。未來的日子，在中榮團隊的協助下，他的人生將會突破更大極限，伴隨他的信念與毅力，邁向無可限量的未來。

文／邵冰如

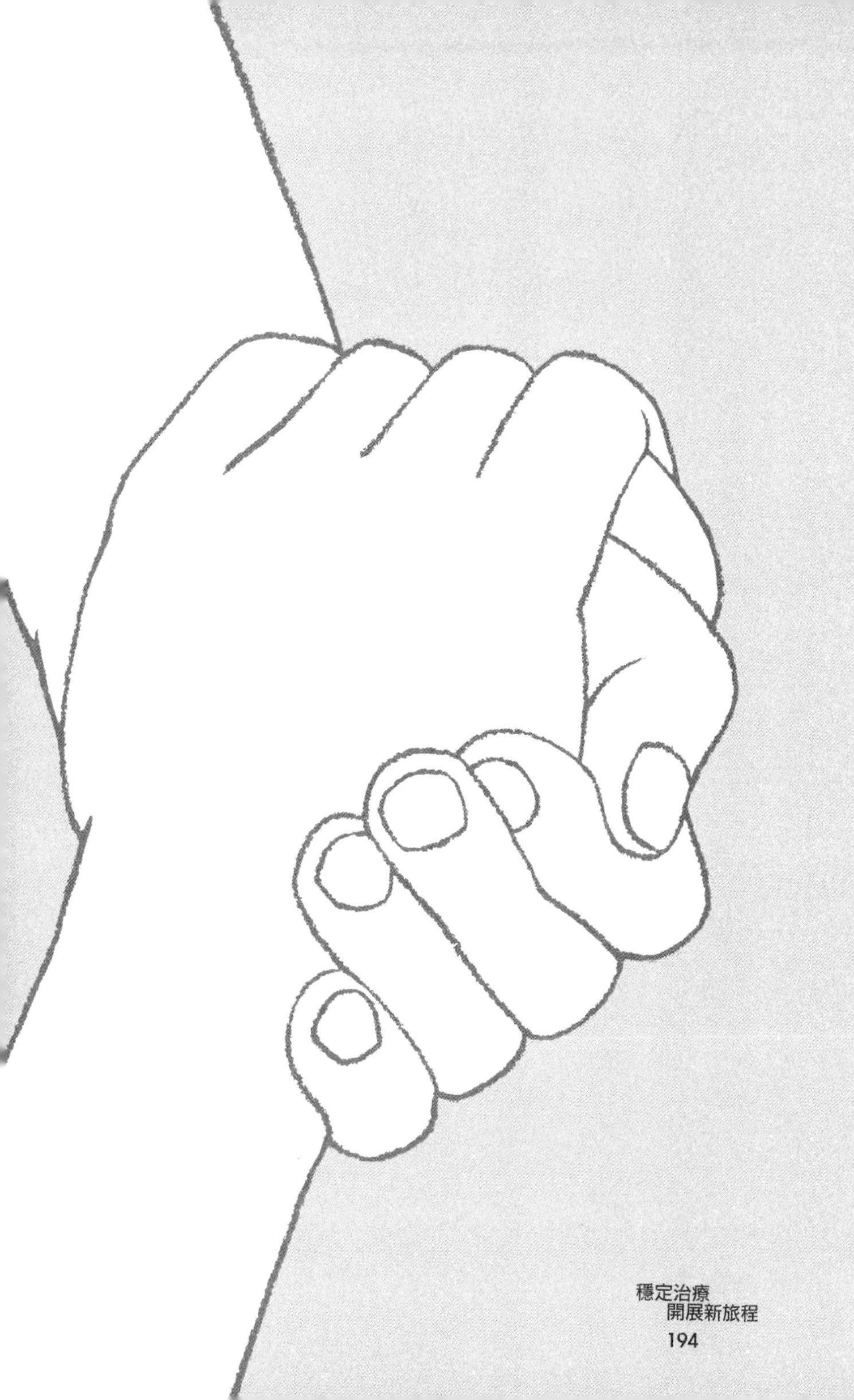

擺脱重度海洋性貧血不是夢

穩定治療 開展新旅程

與重度海洋性貧血長期抗戰的阮楷鈞，
曾因無法報考警專而沮喪，
但持之以恆的治療和不斷進步的醫療，
加上黃芳亮醫師團隊的守護與叮囑，
現在的他正推開大學之門開展新人生。

阮楷鈞在一歲時，被診斷為重度海洋性貧血，每二十一天就必須到臺中榮民總醫院輸血、門診檢查，十六年來，往返醫院已經超過五百趟。

從有記憶以來，生活日常就以醫院為中心。週末固定輸血，上學不時請假回診。今年，阮楷鈞已經成為大學新鮮人。

「重度海洋性貧血是罕病，但並不是沒有希望的疾病，」臺中榮總兒童血液腫瘤科主任黃芳亮，一直守護著像阮楷鈞一樣罹病的孩子，看著他們從蹣跚學步、牙牙學語，到參加入學考試、成為大學新鮮人。

「只要好好配合治療，重度海洋性貧血病人可以維持正常生活，結婚生子、活到老都是沒問題，」黃芳亮強調，「不需要因為這疾病，不敢踏入人生下一步。」

重度者需終生輸血維繫生命

海洋性貧血（Thalassemia）最早受到關注是在地中海沿岸國家，所以又稱為地中海型貧血。臺灣也是盛行區，帶因者占全國總人口約六%，平均每十四至十五人當中會有一個帶因者，然而，大部分帶因者沒有症狀，所以並不影響生活。

由於海洋性貧血是種單一基因隱性遺傳疾病，如果夫妻為同型海洋性貧血帶因者，有四分之一的機率會生下重度海洋性貧血的小孩。

過去礙於醫療資源有限，許多父母不知道自己帶有這基因，生下重度海洋性貧血的孩子。自從國民健康署推動孕婦海洋性貧血篩檢後，近年來重度海洋性貧血病人的出生人數已愈來愈少，但臺灣仍有三百四十五位重度海洋性貧血病人，必須靠終生輸血以維繫生命。

海洋性貧血病人是因為製造血紅素的基因缺陷，紅血球脆弱，容易被破壞，攜氧功能也不足，無法把足夠的氧氣輸送至全身，影響身體組織運作。

輕度病人會出現輕微貧血，容易疲勞，但不影響日常生活，也不需要接受治療；然而中、重度病人，依基因變異程度，嚴重情況會危及性命，必須長期定期輸血，並有生長遲緩、肝脾腫大、骨骼變形等症狀。

血紅素過低時，不僅活動力降低，心肺功能也會受到影響，黃芳亮解釋，「由於氧氣不夠，人體會自動調控，靠著血液循環多跑幾次，以補足不夠的氧，因此重度海洋性貧血病人心跳比一般人快，心臟持續二十四小時不停歇工作的情況下，就容易過勞造成心臟早期衰竭。」

許多重度海洋性貧血病人，因為脾臟不斷代謝清除品質不好的紅血球，導致脾臟腫大。

期待的八年抗戰夢碎

過去有人認為切除脾臟可以減緩重度海洋性貧血症狀，因此阮楷鈞父母曾寄望孩子八歲後進行切除手術。阮爸爸原先想著，「頂多就是八年抗戰，也許可以一勞永逸。」

然而情況並不如預期。

「有病友剛切除脾臟時，情況都還好，但過了幾年，依舊得再輸血，還可能併發血栓或感染，」於是，阮楷鈞父母把「切除脾臟」這個選項從治療方案中刪除，這麼一來，不再只是八年抗戰，阮楷鈞必須一輩子與重度海洋性貧血為伍。

發現這方式不可行後，阮爸爸並沒有大受打擊，「不是我們特別樂觀或堅強，而是心態必須要調整，不管怎樣，就是得接受、面對。」

目前要根治重度海洋性貧血，唯一治療方式就是骨髓移植。

然而，骨髓移植費用昂貴、配對合適的捐贈者不好尋覓，甚至有一定風險，黃芳亮指出，「幹細胞移植過程必須破壞自身造血系統，可能引發感染，危及生命。」

因此，多數重度海洋性貧血病人都是仰賴定期輸血，以維持體內的血紅素濃度。

他們每一百毫升血液中的血紅素，會低至八毫克每公合（血液生化檢查常用的濃度單位）以下，差不多只有一般人的一半，當血紅素掉到八毫克每公合以下就必須輸血，大約每二至四週要輸血一次，頻率非常密集。

十六年如一日定期輸血

阮媽媽回想起孩子嬰兒時期，護理師們在阮楷鈞小小的手臂上扎針，忍不住鼻酸，「孩子血管細又不好找，經常重複扎好幾次，看了真的很心疼，但他實在很勇敢，乖乖配合從來不哭鬧。」

「十多年前怕輸血感染，醫師比較保守，讓血紅素保持在八毫克每公合的低標，但孩子不易健康成長，」阮爸爸記得，因為血紅素低，抵抗力不好，阮楷鈞在幼稚園時很容易感冒，幾乎每個月發燒，食慾、情緒都不太好，發育也比較差。

「隨著醫療進步，血液品質提升，阮爸爸希望把血紅素維持在比較高的狀態，我也很支持，」黃芳亮談到，「細胞成長需要能量和氧氣，血紅素不夠，攜氧量就不夠，無法維持器官組織成長，把小朋友的血紅素維持十毫克每公合以上，生長才不會受限。」

他的人生每個階段都是道坎，
不是過不去，但要比別人用力。

——病人家屬 阮爸爸

雖然重度海洋性貧血病人嚴重時會致命，但只要定時輸血，就能和一般孩子一樣，阮楷鈞覺得，自己在剛輸完血時都生龍活虎，體能甚至還好過班上其他同學。

但隨著血紅素慢慢下降，開始貧血後，就會感到疲累，直到下次輸血再度恢復，精神、身體狀況依據輸血時間呈現週期性循環。

「拉長輸血間隔，雖能減少跑醫院次數，但孩子身體狀況或情緒起伏就會比較大，」為了讓阮楷鈞血紅素保持平穩，阮爸爸秉持著「堅持的力量」，不厭其煩地每二十一天就帶他到醫院輸血，十六年來如一日，始終沒有間斷。

長期輸血的傷害

重度海洋性貧血病人還得面對另一大問題，就是長期頻繁輸血，累積過多鐵質，對身體造成傷害。

「人體中血紅素裡的含鐵量是固定的，鐵離子在人體內不斷循環，海洋性貧血病人因為輸血，接收了大量鐵離子卻無法代謝掉，會沉積在體內，更棘手的是，病人很快就必須再輸血，累積更多鐵離子。」

黃芳亮解釋，當鐵離子累積到身體無法負荷時，就會沉積到體內器官，造成不可逆的傷害。

「鐵離子進入心臟後就出不來了，但心臟細胞並不會再生，功能恐因此受損，五到十年後就會出現問題，腎和肝也是如此，」黃芳亮說明，器官逐漸喪失功能，便會引起相關併發症，像是肝硬化、心臟衰竭等，導致死亡。

因此，重度海洋性貧血病人每經過一段時間，就必須進行排鐵治療，降低體內鐵的負荷量。

過去只有注射型排鐵劑，每次排鐵要六到八小時，通常利用晚上睡覺時掛著排鐵劑點滴，連續注射五天到一星期。因為使用不便，不少病人不願配合，讓黃芳亮傷透腦筋。

「常規輸血就得常規排鐵，是重度海洋性貧血病人治療中非常重要的一環，但很多人覺得又痛又不舒服，索性忽略，直到鐵離子累積過多，身體出現狀況時已經來不及了，」黃芳亮指出。

幸運的是，阮楷鈞五歲時第一次需要排鐵，口服排鐵劑剛好問世，只要每天把排鐵發泡錠泡水喝就好，比起注射型排鐵方便了很多。阮爸爸回想，唯一麻煩的是，因為要隔一段時間才能吃東西，得提早喊孩子起床，喝過排鐵劑半小時後，再吃早餐準備上學。

在興趣和健康間拔河

不斷地重複輸血、排鐵、門診檢查，罹患重度海洋性貧血的阮楷鈞卻沒有抱怨。

「沒有什麼好特別在意，只要定期輸血，我在學校和其他人都一樣，不會感受到身體有什麼不同，」喜歡、也擅長運動的阮楷鈞，國小時滑直排輪、騎獨輪車、打籃球樣樣精通，國中還參加了攀岩社。

「他比較莽撞，橫衝直撞，不會顧及危險，」阮媽媽記得，有次國小滑直排輪，阮楷鈞把自己摔暈了都不知道，把大家嚇壞。擔心運動重摔導致腫大的脾臟破裂，她禁止阮楷鈞繼續溜直排輪，也不准再參加獨輪車競速比賽。

儘管接受爸媽的決定，阮楷鈞有時仍覺得，「為什麼要限制這麼多，有點小題大作。」

定期輸血、按時排鐵，就醫學來看，重度海洋性貧血病人也能享有一般人的生活，然而對阮楷鈞的父母來說，孩子能否平安健康長大，始終是未知數，

新技術不斷出現，這些進步都是看得見的，
隨著基因治療發展，
這些孩子有生之年，
是有機會等到完全治癒的可能。

——醫師　黃芳亮

一顆心永遠懸著，「生活中有太多事情要注意和小心。」

阮楷鈞剛開始排鐵時，鐵離子指數居高不下，阮爸爸記得，「有段時間鐵沉積一直降不下來，到了一千奈克每毫升以上我們都會很緊張，害怕對孩子器官造成永久性傷害。」

「我們也知道不讓他繼續喜歡的運動，會覺得約束太多，」然而必須在孩子興趣和健康間取捨，阮媽媽只能想盡一切可能保護他。

儘管多數時間阮楷鈞生活和其他人沒兩樣，但難免有不盡如人意時。

高中時阮楷鈞想報考警專，在索取報名表後，卻發現自己因為海洋性貧血資格不符，「這會讓他沮喪，因為身體狀況而被直接擋在門外，」阮媽媽也感到不捨。

罕病孩子的父母很難放手

「感覺好像永遠在後面追，」對阮楷鈞的父母來說，沒有鬆一口氣的時候，每個階段都有新的擔憂。幼稚園時阮楷鈞比較容易生病，個子也比較瘦小，開始有課業壓力後，怕有學習落差。

「現在步入青春期，必須面對異性，接著到職場、婚姻，有人會接受另一半頻繁輸血嗎？職場能讓他經常請假就診嗎？」有別於過去較單純的校園生活，對未來有更多的憂慮。阮爸爸感嘆地說，「他的人生每個階段都是道坎，不是過不去，但要比別人用力。」

「楷鈞現在辛苦的是要配合做治療，還不需要面臨取捨做抉擇；提醒吃排鐵劑、往返接送輸血，勞心的都是爸爸，」阮媽媽說到，這些年來，阮爸爸除了持續追蹤各種海洋性貧血訊息，也積極走訪學會，和病友及專家交換醫療資訊，投入全部心力讓阮楷鈞保持在最好狀態。

儘管阮楷鈞有信心，即使未來到外地念書也能照顧好自己，但父母還是希望他在臺中就學，「住家裡，發生緊急狀況我們可以立刻處理，」比起一般孩子，放手讓罕病兒照顧自己，對父母來說更為艱難。

「我已經很習慣這一切，順其自然就好，」對於醫療進步能否完全治癒自己的病，阮楷鈞沒有多想，但心裡深處難免有一絲期待，「希望也許真有這麼一天，可以完全不再需要輸血。」

完全治癒的可能

事實上，隨著醫療進步，治癒重度海洋性貧血，並非全然不可能。

治療方式一直改善，從過去只能施打排鐵劑，到現在有了錠型口服藥，近年更因為紅血球成熟劑的出現，可以再降低輸血頻率和輸血量，進而減少鐵質沉積。

「新技術不斷出現，這些進步都是看得見的，隨著基因治療發展，這些孩子有生之年，是有機會等到完全治癒的可能，」黃芳亮懷抱希望地說，「前提是要維持住現有的健康，不要產生不可逆的器官傷害。」

由於血紅素過低會渾身無力，病人定期輸血，鐵沉積卻不會立刻有症狀，許多青少年病人沒病識感，往往忽略排鐵，讓黃芳亮憂心忡忡，「雖然現在看起來好好的，如果不排鐵，可以預見未來，當他二十幾歲正值青春年華，我就得救他的心臟了。」

每到週末，黃芳亮經常特別到醫院探訪輸血的孩子，提醒他們要定時吃排鐵劑，除了苦口婆心勸說，也會進一步了解孩子們服藥有什麼困難，協助改善，「例如他吃了排鐵劑會肚子不舒服，我就加開胃藥，或是覺得量太多，可以先減量，但千萬不要不吃，」黃芳亮盡可能地幫孩子們維持住現在的健康。

比起其他疾病，重度海洋性貧血其實很單純，共病不多，立即危險性也不特別高，就算晚幾天輸血也沒關係，感冒用藥、受傷也都和一般人無異，「這病最困難的是醫療配合度。」

由於必須頻繁往返醫院，漫長的日子不斷重複又重複，有些病人會選擇放棄，讓黃芳亮感到非常惋惜，「只要維持治療，以現今醫學進步速度，可以期待未來能夠完全擺脫這個疾病束縛。」

文／陳培思

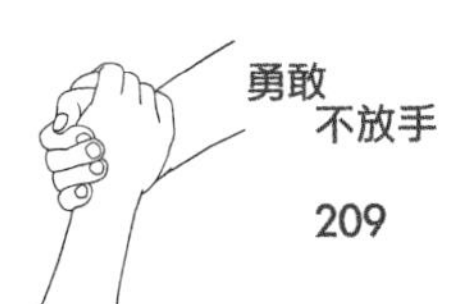

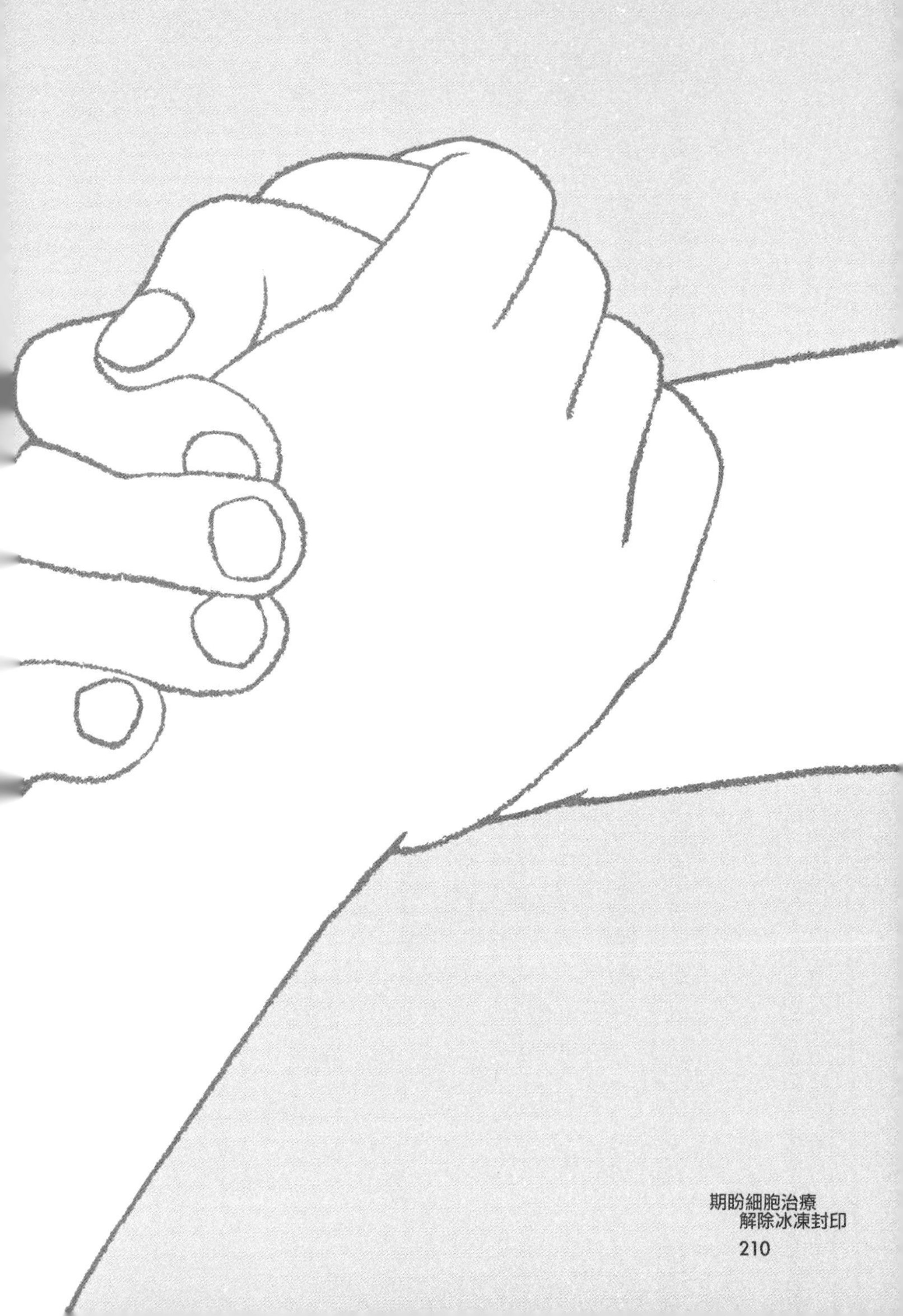

漸凍症的一絲轉機

期盼細胞治療解除冰凍封印

面對沒有藥物可醫治的漸凍症，
李女士在家人的鼓勵下重燃希望，
參與中榮啟動的細胞治療恩慈計畫，
採取不同以往的診治策略，
為她的幽暗生活帶來一絲曙光。

「漸凍症是神經內科最不想遇到的病人，」臺中榮總神經醫學中心副主任黃金安感慨，「這些病人最辛苦的就是意識、感覺都很清楚，卻只能眼睜睜看著自己不斷衰弱，慢慢凋零，什麼也不能做。」

漸凍症，顧名思義，病人身體各部位像是逐漸結凍一樣，最終被冰封不能動彈。兩年前李女士被診斷出罹患漸凍症，現在，她不再能順利行走，甚至沒有力氣久坐，「我的腳很硬、很重，就像木頭人一樣。」

「當醫師告訴我們，媽媽罹患漸凍症時，全家人腦筋一片空白，完全反應不過來，」李女士的媳婦記得，聽到診斷結果時，猶如晴天霹靂，家人們手足無措，但更多的是茫然。

殘酷的罕見疾病

對病人和家屬而言，漸凍症是絕望的代名詞，旁人甚至不知道怎麼給予安慰。除了沒有任何藥物可以醫治，漸凍症發病後進程快速，一旦罹患，生命時鐘就像被按下倒數計時開關，平均只能存活三至五年，像英國物理學家史蒂芬．霍金在二十一歲發病，卻仍能繼續生活五十五年，是漸凍症中絕無僅有的奇蹟。

二〇二〇年年中，李女士的血壓開始上上下下，全身不舒服，有時候血壓甚至飆高到需要送急診，但經醫師診斷，研判是交感神經引起的焦慮。

然而，服藥之後情況依舊沒有改善，李女士覺得全身愈來愈無力，尤其腳

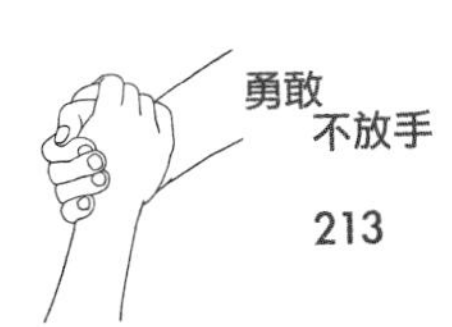

重到舉不太起來，經過進一步檢查，確定是罹患了漸凍症。

漸凍症硬生生撕裂了李女士的生活。過去，她身體還算硬朗，規律的運動、閒暇時寫寫書法，喜歡和朋友聚會、參加活動，現在，她每天要面對日益退化的行動能力，努力和疾病搏鬥。

漸凍症正式名稱是肌萎縮性脊髓側索硬化症（Amyotrophic Lateral Sclerosis, ALS），雖然被歸類為罕見疾病，然而，卻是常見的運動神經元疾病。

目前，漸凍症全世界盛行率約為十萬分之五，然而，近年來病人人數不斷增加，根據聯合國估計，二〇四〇年全世界漸凍症病人人數預計將從二〇一五年的二十多萬人，增加到三十七萬人，全球增長率為六九%。

臺灣目前漸凍症病人約一千人，人數不斷增加，目前每年新增漸凍症病人約一百多位，平均每三天就會新增一位，發病年齡多數就像李女士一樣，通常介於五十五至七十五歲間。

「我沒想過，自己的生命會這麼痛苦地走到盡頭，」李女士沉重地說。

漸凍症是一種殘酷的疾病。隨著運動神經萎縮，病人四肢會漸漸無法動彈、逐漸癱瘓，無法說話、吞嚥，最後，呼吸功能逐漸衰竭。

醫學中的未解之謎

然而，相較於身體被冰凍封印，病人的意識卻始終非常清晰。

因為病人的感覺神經不會受到影響，仍能敏銳地感受痛、癢、冷、熱，保有聽覺、視覺、嗅覺、味覺、觸覺，智力、思考也不受影響，就和發病前一樣，可以清楚知道自己處於失能的狀態，卻無法動彈、無法與外界溝通，靈魂被禁錮在僵死的軀殼裡。

為什麼是我？這是許多漸凍症病人共同的疑問，然而，引發漸凍症的原因，至今仍是醫學領域中未解之謎。「我們只知道病人的運動神經元壞掉，但至於為什麼，卻不得而知，」臺中榮總神經內科主治醫師董欣指出，「只有約五％至一〇％是因為遺傳，但九成以上病人的發生原因都是不明。」

多數病人剛開始會肢體無力，手握不住東西，或是走路不穩、腳好像舉不起來，也可能口齒不清、呑嚥困難，這些症狀在初期並不明顯，但隨著肌肉愈來愈無力，會一一浮現，影響愈來愈多部位。

李女士經歷了將近一年，才被診斷出是罹患漸凍症。

漸凍症前期病程進展比較緩慢，但後期速度會加快，大部分病人在三年內會開始急遽惡化，一旦掌管呼吸的肌肉也開始萎縮時，連呼吸都很痛苦，往往必須仰賴呼吸器維生。

「其實漸凍症的診斷並不困難，更難的反而是如何向病人及家屬開口，」董欣談到，除了身體的折磨，漸凍症對於病人心理衝擊尤其劇烈。

「許多病人被診斷出漸凍症後，就跟著出現憂鬱症，因為只要上網搜尋過後，就會感到無比絕望，」她遇過許多被診斷出漸凍症的病人，全然放棄，不再回診了。

不僅病人本人萬分痛苦，家屬同樣飽受煎熬，看著病人一天天的衰弱，卻無能為力，也承受了極大壓力。

支持性療法外的新可能

即使在醫學發達的現在，關於漸凍症的治療或藥物，始終沒有突破性發展，漸凍症者一旦發病，就像搭上往生命終點快速行駛的列車。

董欣看著回診病人，從走路、坐輪椅、漸漸臥床，卻束手無策，「我們只能提供一些支持性療法，如果病人吞嚥困難，就使用鼻胃管，如果感到呼吸困難，就使用呼吸器。」

主要治療藥物銳利德（Rilutek），只能些許延緩呼吸衰竭時間，無法有效改變病程，對很多病人甚至連延緩的效果都沒有。臺中榮總細胞治療與再生醫學中心主任李冠德直言，「這些藥物對他們來說，就像是喝白開水。」

「要對付漸凍症，醫師手上什麼武器都沒有，只能看著病人一步步走向生命終點，醫師也很憂鬱，」李冠德沉重地說。

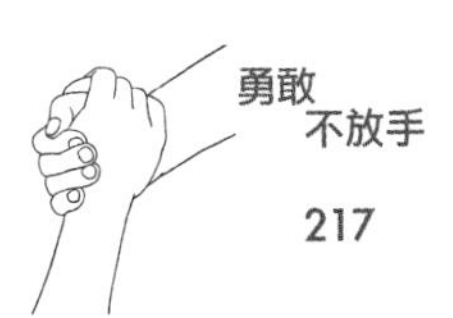

對於漸凍症的治療，目前還無法從根本上改變病人逐漸被封凍的神經系統，因此，都側重在阻止或減緩疾病進展，試圖保持神經元活力，改善病人的生活品質。

中榮啟動細胞治療恩慈計畫，希望幫助漸凍症病人找尋新的可能。

李冠德說，「我們嘗試用細胞治療方式，幫助病人把握住患病頭兩年的黃金時期，維持一定的生活品質。」

他進一步說明，細胞治療是由間質幹細胞（MSC）分泌各種細胞因子和生長因子，包括神經營養因子，以助於神經元的治療保護，促進內源性神經元生長和突觸連接和受損軸突的髓鞘再生，減少細胞凋亡並調節炎症。

從原來主治醫師那裡得知中榮這個計畫，李女士的家人就立刻將她轉院到中榮，希望能參與。「先生一直鼓勵我去試試看，他抱很大的期望，孩子們也都很支持，」儘管李女士比較不積極，但在家人的鼓勵下，還是加入了中榮細胞治療的恩慈計畫。

「我們很臨時加入，當時計畫已經結束收治個案了，但是院方非常幫忙，我們才能順利參與細胞治療，」李女士感激李冠德的積極協助，才能在最後一刻趕上。

辛苦耕耘終有收穫

李女士加入細胞治療時，走路不穩、會摔倒，也因為肌肉萎縮，一拉扯就會造成疼痛，想動但不能動，但疾病進程處於比較前段的平緩期。

也許有效、也許沒效，
都要讓病人試過以後才知道，
那一絲絲希望，
都是他們唯一的希望。

——醫師　李冠德

二〇二二年十二月開始，李女士連續四次接受細胞治療，但因為太疼痛，一度想要放棄，「我痛到全身冒冷汗，第一次嘔吐，第二次發燒，大概二十幾天才舒服一點，」這讓她感到有點猶豫，「反正都不會好，還需要繼續治療嗎？」出乎意料的疼痛不已，讓李女士在接受治療時感到低落，但從醫師的角度來看，卻認為是「No pain, no gain.」。

「之前其他病人施打較低的劑量，沒有感覺，也沒有任何疼痛，依舊按照原來的速度持續惡化，」董欣談到，團隊討論之後，決定嘗試提高施打劑量，而李女士是第一位施打高劑量的病人。

感到疼痛反而是新契機

提高施打劑量後，病人開始有了反應，包括後背疼痛、肌肉痠痛，「因為神經刺激所以會頭痛、背痛，接著就是肌肉痠痛，」董欣解釋，「由於神經細胞再生的過渡期張力變強，病人的肌肉會出現像是跑完馬拉松後的痠痛。」

但只有下肢張力變強還不夠，必須配合復健才能產生肌力，「這些疼痛，在我們看來反而是機會，」董欣強調，必須好好把握這段時間復健，否則過了這段時間，肌肉會再度鬆弛。

「病人意願非常重要，剛開始在決定個案送審時，我們會跟病人確認，如果完全沒有意願，那就不要參與計畫，因為不接受復健也是徒勞無功。」

根據追蹤評估，李女士的病情在施打細胞期間沒有繼續惡化，狀況暫時是穩住了。

「目前國外還沒有施打這麼密集高劑量的紀錄，」但董欣評估，以李女士的情況來看，如果搭配更積極的復健，細胞治療效果應該可以維持超過半年。

李女士卻對治療成效有些迷惘，「我還是覺得無力，但我不曉得如果沒有做細胞治療，情況是不是會更糟。」

媳婦則是認為，有了醫師的客觀評估，可以幫助李女士轉換心情，「我們至少明確知道還維持住現狀，不會讓媽媽主觀地覺得每天都在惡化。」

「以色列二期細胞治療臨床試驗結果，證明了安全性、也有初步效果，儘管病人終究還是走向退化，但可以發現退化速度變慢，拉平急速惡化的曲線，」李冠德指出，這和臺灣目前看到的情況是一致的，在施打細胞後，會延緩退化速度。

另一位同樣參與中榮恩慈計畫細胞治療的漸凍症病人，原本頭已經抬不起來，在注射細胞後，可以挺直了脖子，聲音也恢復宏亮，但一個星期過後，頭又垂了下去，直到再次施打細胞後，才又能夠抬起頭。

幽暗中的一線曙光

「雖然病程依舊會惡化，但持續接受細胞治療，是有機會延緩惡化速度，讓疾病進程不會斷崖式一路陡降，」李冠德分析，「這位病人在接受細胞治療的八個月，病情都保持在原狀，等於幫病人多爭取了八個月的生命。」

細胞治療目前最飽受爭議的是，效果呈現不確定性，「臨床上有些個案的確看到了不錯的效果，但還無法做整體的系統性評估，」李冠德強調，「也許有效、也許沒效，都要讓病人試過以後才知道，不要剝奪病人的治療權，在已經沒有其他選擇的情況下，那一絲絲希望，都是他們唯一的希望。」

「很多時候，家屬還來不及反應，病人就消逝了，只留下許多遺憾，」董欣真摯地希望能夠透過細胞治療，阻止漸凍症病人惡化的速度，「雖然我們知道最終病程還是會繼續，但也許多了這一、兩年的寶貴時間，家屬和病人都能有更好的心理調適。」

儘管對於漸凍症病人而言，依舊會反覆在絕望中掙扎，但恩慈計畫的細胞治療，提供了不同的治療策略，期盼能為病人的幽暗生活帶來一絲曙光。

黃金安談到，「醫療是維持住那一線希望，陪著病人一起走過來，讓他們不會在全然無助中度過。」

文／陳培思

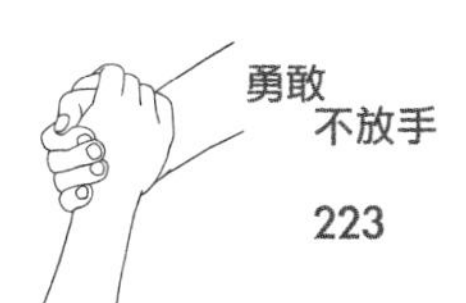

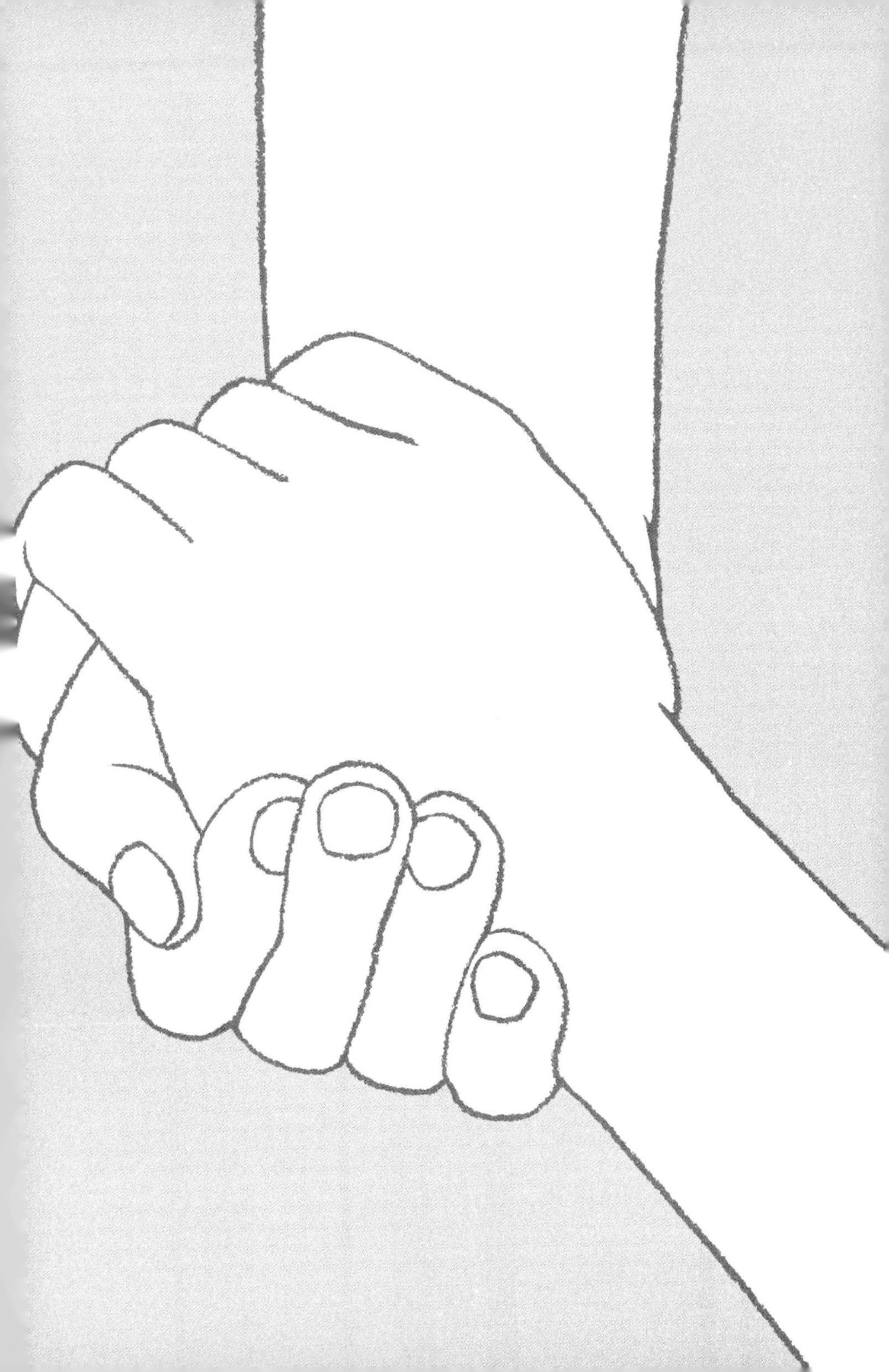

終結無止境的疼痛

紫質症病人 重新擁抱陽光

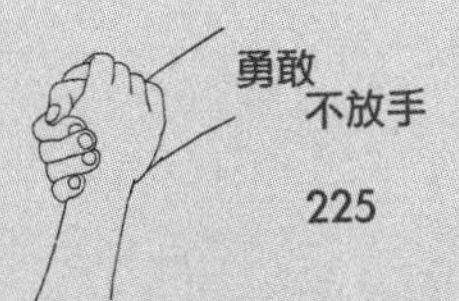

紫質症像烏雲般長期籠罩著王愛華，幾次與死神擦肩而過，王建得醫師團隊積極找到新的治療契機，讓她擺脫疼痛不再發病，生活隨之撥雲見日。

二〇一〇年，在夏天要轉秋天之際，四十六歲的王愛華因為劇烈腹痛，到腸胃科求診，初步判定是因幽門桿菌引起，但經過治療後，她仍飽受週期性疼痛困擾。

接下來的一整年，王愛華因為腹部疼痛不斷急診，反覆走遍醫院裡各個專科，始終找不出病因，「整間醫院的醫師，都快瘋掉了，」王愛華無奈地說，「甚至最後有醫師跟我說，你可以考慮去身心科，覺得我有精神病。」

事實上，王愛華飽受身心折磨，是因為她罹患了在臺灣發病率僅約三十萬分之一的罕見疾病：紫質症（Porphyria）。

出社會工作後，王愛華就一直上夜班，白天也不大出門。因為紫質症病人缺乏血紅素皮膚蒼白，曬太陽會刺痛，嚴重時皮膚會出現龜裂、水泡，因此懼怕陽光。

有時發病會精神錯亂，過去甚至傳言有些病人會飲用人血，補充血蛋白，情況就會改善，因此，紫質症病人被認為是傳說中吸血鬼的原型，也被稱為「吸血鬼病」。

反覆急診卻找不出病因

從發病後，每當生理期前後王愛華就會腹痛不已，掛急診打完止痛針，再用點滴注射糖水，往往住院一個禮拜，疼痛才會逐漸消失，症狀慢慢緩解。但王愛華只要返回工作崗位，稍微累了一點、壓力大一點，又會再度發病，不斷進出急診。

由於急診時王愛華血液裡鈉離子、鉀離子數值都掉到很低，心跳非常快，讓醫師懷疑是新陳代謝科或心臟方面出問題，也可能是免疫系統出狀況。

每次回診，王愛華都會同時掛腸胃、心臟、新陳代謝、風濕免疫四科，但這樣兜兜轉轉，也陸續求助過神經內科，甚至連婦產科都看了，然而，究竟為什麼腹痛反覆發作，依舊還是問號，醫師們也沒有頭緒。

隨著氣溫下降，冬天來臨，王愛華痛得越發厲害，「只要風吹過，就會全身痛，從上腹部蔓延到背後，痛的範圍愈來愈大，」甚至有人經過產生微風，都會讓她覺得從手指、皮膚、頭皮，有被刮過去的刺痛。

有次王愛華要拿筆寫字，筆卻突然掉了下來，隔沒多久，連筆蓋都拔不起來，瓶蓋也轉不開，手指末梢開始沒有力氣，讓她更加不安：「怎麼會這樣？」

情況持續惡化，王愛華漸漸吃不下東西，全身無力，除了強烈疼痛，頻頻嘔吐，手指也開始出現神經病變，蜷縮了起來，完全撐不直，拿筷子都吃力。

錯失正確治療的良機

在苦苦找尋病因的這一年，王愛華因手腳越發無力，有次她到神經內科回診時，主治醫師看著病歷，突然若有所思地問，「妳常常肚子痛嗎？」

這麼一問，王愛華回想起來，的確自己從小就常肚子痛，甚至一天不痛還覺得怪怪的，只是前一年開始才痛得特別厲害。

醫師接著又詢問她是否會嘔吐，王愛華過去經常吃不下東西，就想吐，但一直以為是胃不好，「喝水就吐水、沒喝水就吐膽汁，如果已經沒東西吐了，還會用手指挖，因為實在非常想吐。」

聽完之後，醫師就在便條紙上寫了兩個疾病的名稱，要王愛華拿去請風濕免疫科醫師確認，王愛華印象很深刻，「我記得其中一個寫了『紫質症』，因為他寫錯字劃掉，之後還想了一下，喃喃自語說是紫色的紫，另一個病名則是

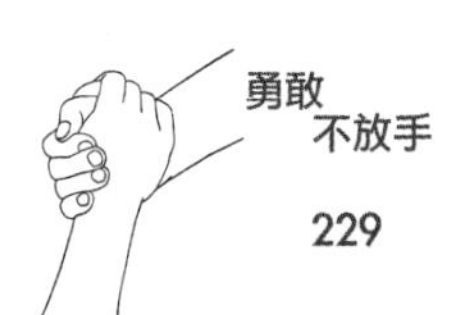

寫英文。」

然而，當她進一步詢問風濕免疫科醫師時，對方卻認為那是種相當罕見的遺傳疾病，一口便否決了可能性，於是，王愛華就這樣錯失一次得到正確治療的機會。

當時王愛華也感到好奇，回家後自己上網搜索紫質症，「覺得症狀有點像又不太像，但家族裡也沒聽說有類似情況，就沒再放心上。」

其實，無論國內外，像王愛華這樣遊走在各醫院、各科別，卻始終找不到病因的紫質症病人不在少數。

症狀特異性不高難診斷

根據衛生福利部國民健康署統計，截至二〇二三年臺灣大約有一百三十位紫質症病人，但臺中榮總罕見疾病暨血友病中心主任王建得認為，這些人只是冰山一角，沒有診斷出來的應該為數不少。

「發病開始臨床症狀通常是肚子痛，然而肚子痛原因很多，很難立刻聯想到紫質症，」王建得解釋，包括神經症狀、精神混亂、皮膚起疹子等問題，這些症狀特異性不高，都不易及時發現診斷，導致許多病人歷經十多年的煎熬，直到出現更嚴重的急性症狀時，才知道是紫質症作祟。

早期不少紫質症病人肚子上都有刀疤，就是因為肚子劇痛，找不到原因，醫師嘗試開刀做探測性手術，但往往什麼也沒發現。

由於罕病十分多樣，發病時間和症狀都不同，要被診斷出來並不容易。「事實上，我懷疑過的病人，五十個裡面不到一個是真的罕病病人，」然而，王建得依舊保持高度警覺，不放過任何可能，「各科別都可能遇見罕病病人，必須仰賴醫師敏銳度才有機會被診斷出來，不然這些病人得繼續在各科別之間，無助地徘徊十幾年。」

發病半年後，王愛華回南部工作，再度因為疼痛在當地掛急診，卻在病房浴室休克昏倒，所幸及時被發現，從鬼門關前拉回來。

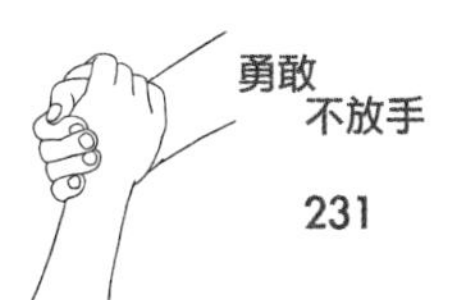

轉回臺中原來的醫院後，王愛華在醫院住了快一個月，其間又再度昏倒。面對這些情況，儘管醫師建議，王愛華還是習慣待在原來的醫院，遲遲未轉到教學醫院求診。

但她身體愈來愈弱，經常飯沒吃兩口就吃不下，只能勉強喝口甘蔗汁補充熱量，每次急診住院時間愈來愈長，甚至痛到骨頭都會痛，醫師也只能提供嗎啡，重複止痛。

轉院至中榮判定病因

又過了半年，有一天王愛華醒來，發現自己竟然完全無法起身，吃力地從房間匍匐爬到樓梯口，用坐著的方式一階階挪動身體下樓，勉強到一樓時，已經完全不能動，「那是我第一次癱了。」

到急診時，王愛華只能發出微弱氣音，完全說不出話，無法自行排尿，星期天值班的醫師也很慌張，不知如何是好，「我已經開始有幻覺，但叫不出聲，只能用沙啞氣音咿咿呀呀，大家好像覺得我是怪物。」

直到星期一，風濕免疫科醫師趕來，看到王愛華的狀況嚇了一大跳，立刻找上神經內科醫師，詢問之前提到的紫質症要怎麼確認。

神經內科醫師把王愛華的尿液放進杯子裡，拿到太陽下曬，兩個多鐘頭後，尿液變成葡萄酒色。

紫質症病人在發病期時，尿液中的紫質會上升，經光線照射氧化後會成為深紅色的化學物質，導致尿液呈現紫紅色。

這也讓王愛華想起來，其實她自己也曾被尿液顏色嚇到過，「以前有時候尿液的顏色像茶一樣，但我一直忘記跟醫師提起。」

當時王愛華所在的醫院，從沒遇過紫質症病人，無法進一步確認，於是轉到了臺中榮總，這才終於被判定為紫質症。

紫質是血基質的前驅物，經過酵素代謝後合成血基質，也就是血紅素的重要原料，但紫質若代謝異常，病人體內紫質會不斷累積，沉積在腎臟、肝臟，造成器官傷害，也會沉積在腦部、神經，引起一連串病變。

王建得解釋，「紫質症有急性和慢性症狀，慢性病變就例如手指逐漸蜷曲變型的神經病變，而急性發病起來，就像發電廠突然當機，人就癱瘓了。」

部分紫質症病人發病後，如果沒被正確診斷並及時治療，會有嚴重周邊神經病變、高血壓與肝腎病變等長期併發症，死亡率高達一〇%。

沒有生活品質的日子

轉到中榮後，接連四天施打血基質後，才暫時穩住了王愛華的情況。

「但我幻覺更嚴重了，做心電圖時，感覺肚子壓了石頭，一直用氣音歇斯底里要護理師移開它，」王愛華印象中，發病時除了疼痛，神智更是混亂，「住院時，護理師每天早上過來問我名字和幾歲，我答得出來，但不知道自己為什麼在那裡。」

儘管王愛華再度和死神擦肩而過，但她連話都沒辦法說。出院後的日子，是漫長辛苦的復健，固定往返復健醫院，發病時就近回原來醫院施打糖水休養，好不容易，王愛華才漸漸能再度開口說話、恢復行動能力。

「兩、三個月後比較清醒，我看到鏡子裡的自己都認不得了，整個臉頰完全凹陷。」這一年的折磨，讓王愛華體重掉了一半，變成了僅三十五公斤的皮包骨。

但這不是王愛華唯一的一次癱瘓，之後大大小小程度不一的癱瘓，讓她吃飯、洗澡甚至大小便，都需要靠其他人協助才可以完成。

各科別都可能遇見罕病病人，
必須仰賴醫師敏銳度才有機會被診斷出來，
不然這些病人得繼續在各科別之間，
無助地徘徊十幾年。

——醫師 王建得

王愛華雖然活著，但日子絲毫沒有品質可言。

中榮主動關懷並提供協助

二〇一二年，中榮成立罕見疾病暨血友病中心，主動關懷罕病病友王愛華並提供醫療協助。

儘管王愛華持續接受血基質濃縮液緩解症狀，但效果卻愈來愈有限。「緩解的時間愈來愈短，後來不到十天我就倒了，手腳無力，開始吐、開始痛，腦子都是亂七八糟的幻覺，」冬天更讓情況雪上加霜，往往從醫院回家隔天，就開始不舒服，但王愛華還是會咬牙到無法忍耐時，才吞一顆止痛藥，熬到下次施打血基質的時間。

疼痛依舊持續籠罩王愛華，血基質從一個月施打一劑，漸漸變成一個月得打四劑。

王愛華的手臂變得像木柴一樣乾瘦，每每打針就痛半個月以上，必須裝上人工血管，才能繼續施打血基質。

因為長期使用血基質，發生菌血症，人工血管也引發黴菌感染，右眼一度失明，種種併發症，加上日復一日沒有盡頭的疼痛，王愛華彷彿被困在地獄。

和平常人一樣的生活，對王愛華而言，是遙不可及的奢侈夢想。

「不曉得走到哪裡會昏倒，疼痛的感覺連大腦都不受控制，」王愛華經常痛到在急診嘶吼，甚至猛烈撞牆。

王建得回憶那段時間，王愛華進到急診時小便解不出來、聲音沙啞，這些症狀都已經是命懸一線，「我把她從鬼門關前拉回來好幾次。」

參與國際臨床試驗迎契機

「一年有三百六十五天，我將近二百天都在住院，」王愛華甚至曾經在半年內往返急診與住院二十四次，回想起那段頻繁進出醫院的日子，她沉重無奈地說，「我很討厭住院，但真的很痛啊！」

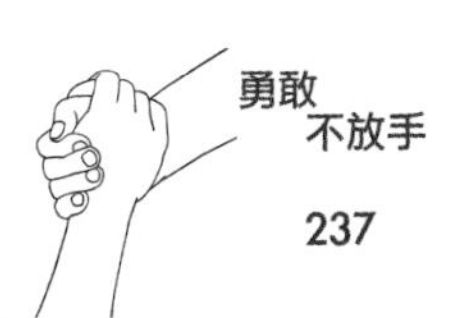

沒有盡頭的疼痛，在王愛華發病後的第八年，終於迎來了轉機。

急性紫質症治療方式，是使用靜脈注射血基質濃縮液及葡萄糖液輸液來減少體內紫質的代謝產物，以緩解症狀。

然而，其中有部分病人像王愛華一樣，頻繁發病，既有療法幫助有限，也因為長期使用血基質，造成靜脈血管炎、靜脈導管相關的菌血症、血鐵蛋白沉積等副作用，引發嚴重併發症。

二〇一八年，王建得終於找到新的治療契機，引薦王愛華參與核糖核酸干擾（RNAi）技術製成的藥物國際臨床試驗，「當時新藥已經在歐美通過三期臨床試驗，要納入亞洲病人，很值得一試。」最後，試驗結果也刊登於《新英格蘭醫學雜誌》。

擺脫疼痛生活

「當時我並沒有抱特別的期望，但認為有機會就試試看，」王愛華談到。

接受人體臨床試驗時，並不會知道自己是施打藥劑還是安慰劑，但王愛華很快就確定自己施打到新藥，「因為過了十天都沒再發病，直到下一次注射也都不痛了。」

現在，只要每個月皮下預防性注射一次，就能減少神經毒性物質在體內累積。王愛華的生活終於撥雲見日，擺脫了疼痛，不再發病，「新藥用不到一年，我就拿掉人工血管，也不用動不動急診住院，除了走路慢，還可以去騎協力車。」

「雖然神經受損不可逆，但至少恢復生活功能，」看到王愛華情況改善，

新藥用不到一年，我就拿掉人工血管，
也不用動不動急診住院，
還可以去騎協力車。
——病人 王愛華

王建得倍感欣慰，「她這四、五年生活品質好轉，我的生活品質也跟著變好，以前每次她發病，都是生死拉鋸，不知道能不能救回來，我也感到沉重。」

「身為醫師，我無法決定病人生死，但我要盡力，」王建得秉持醫師的使命感，努力為像王愛華這類既有治療無法改善的病人，積極尋找機會，包括承接國際臨床試驗，最終都是希望能幫助病人，「我無法說對每位病人都盡了全力，但只要我有力氣就會去做。」

不少人會問：為什麼是我？

發現有基因遺傳疾病，很多人會有陰影和不甘，王建得總是說，「沒有一個人是完美的，人類有好幾萬個基因，可能終其一生都不知道自己基因缺陷，的確有很多疾病注定會發病，但有更多是受到環境刺激。」

罕病少見但不是絕症

紫質症帶有突變基因的人，也可能一生都不會發病，必須接觸誘發因子，包括月經週期女性荷爾蒙變化、藥物使用、生活作息、抽菸、喝酒、減肥節食等，造成肝臟細胞對血基質的需求大幅增加時，才會誘發症狀發生。

儘管紫質症和荷爾蒙息息相關，懷孕一直被認為是會誘發的重要因子，然而王建得還是幫助過四位紫質症病人，成功順利地生下健康寶寶。

「罕病是少見，但不等於難治或絕症，」王建得強調，其實診斷確定是紫質症，給予血基質，避免誘發危險因子，多數紫質症病友們都能生活自理，有部分紫質症病人甚至一輩子不再發病，仍然可以正常工作或上學，享受和所有人一樣的生活。

文／陳培思

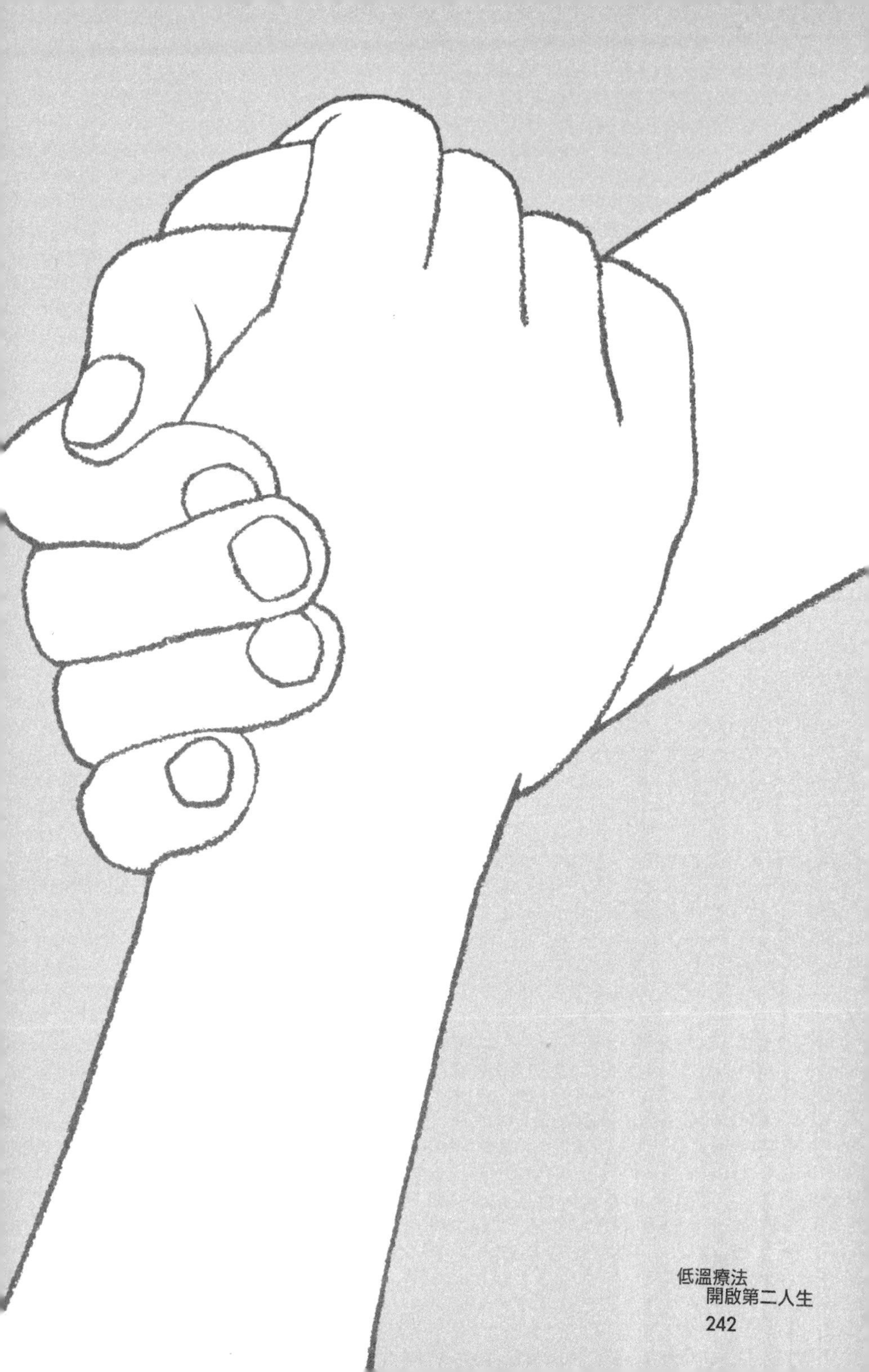

心跳停止後甦醒的奇蹟

低溫療法　開啟第二人生

不僅從猝死危機中搶回一條命，
江錫昌在復甦醫療團隊的協助下，
根治了心律不整的問題，
如獲新生的他，投入更多心力從事公益，
為需要的人伸出援手。

「如果沒有中榮，我的生命早就在七年前結束了，」江錫昌有感而發。

當年江錫昌心臟病突發猝死，心臟停止足足十六分鐘，由救護車急送臺中榮民總醫院，經過插管、低溫治療，才把江錫昌從死神手中拉回來。

突發心跳停止的死亡率極高，即使在先進國家，也只有不到一〇%的病人能夠存活出院；就算存活，也只有極少數人可以保留完好的腦神經功能，而江錫昌在臺中榮總極力搶救後，成為那極少數的幸運兒之一。

「像我這種情況在院外被救起來的機率幾乎是零，尤其一點後遺症也沒有，更是奇蹟，」重生以後的江錫昌，對中榮醫護的全力搶救，住院期間無微不至的照顧，都無比感謝，「我這一輩子都是中榮的義工了，只要中榮需要，我一定竭盡所能！」

心室顫動的致命打擊

時間回到二〇一四年十二月一日五點五十分，江錫昌失去呼吸脈搏，心跳停止。

那天清晨，江錫昌原本一如往常地和球友約好打高爾夫球，正當大家聚集在球場門口準備出發時，江錫昌突然像斷電一樣，直挺挺面向地板倒下，直接摔斷了好幾顆牙齒。

當江錫昌倒下，身邊朋友見狀立刻緊急輪流施做心肺復甦術，救護車也很快趕到，以自動體外心臟電擊去顫器（AED）電擊，六點零六分江錫昌的心臟恢復跳動。

「猝死多是因為心臟問題，來得非常突然，發作之前沒有明顯徵兆，讓人措手不及，」臺中榮總心律不整科主任謝育整指出，「如果沒有及時搶救，幾分鐘之內就可能死亡，超過十分鐘才進行急救，存活率就只剩下一％。」

江錫昌的猝死，是由於不明原因的心室顫動所導致。

「心室顫動是最嚴重致命的心律不整，」謝育整解釋，本來心臟透過規律穩定的速度收縮舒張，把血液加壓輸送至全身，維持身體運作，「然而，當心室放電異常，導致心臟混亂不規則地收縮，像是在顫抖一樣，就無法正常把血液送往身體各器官，導致人體腦部缺氧，很快就失去意識。」

江錫昌過去就有心律不整問題，從年輕時就不敢喝酒，因為一喝酒就會心悸，以前在其他醫院健康檢查時，也做過心律不整相關追蹤，但醫師認為情況並不嚴重。

心跳停止長達十六分鐘之後，江錫昌雖然因電擊恢復心跳脈搏，但已經對腦部造成傷害，陷入重度昏迷，到院後醫師仍宣告病危。

趕至醫院的江太太，面對這樣遺憾的消息震驚不已，彷彿五雷轟頂。

但江太太不願放棄希望，「無論任何方式，只要能有一點點機會可以救活我先生，都要試！」

低溫療法帶來希望

她主動找上主治醫師積極討論，最終，決定進行低溫療法。

當病人心跳停止，就會因為腦部缺氧昏迷，隨著缺氧時間愈久，腦部及其他器官就會逐漸壞死，輕微腦部缺氧可能造成記憶力退化、反應遲鈍，嚴重的缺氧，則可能產生後遺症，造成不同程度失能。

許多心臟停止跳動的病人，雖然被及時搶救回心跳，但最終仍因腦部嚴重損傷導致腦死，謝育整指出，一般來說，大腦缺氧三分鐘就會開始損傷，很難承受超過十分鐘。

為了避免極力搶救回猝死病人，最後成為植物人，徒留遺憾，臺中榮總由急診部、重症醫學部、與心臟血管中心共同組成復甦醫療團隊，從二〇一三年起逐步推動急救病人復甦後低溫治療，讓病人在急救過後有更高機會甦醒、回到原本的生理狀態。

「低溫療法就像在科幻片中，把病人冰凍暫時進入冬眠休息，降低發炎損傷，維護器官活性，」謝育整解釋，病人以體表降溫方式，把體溫降低到攝氏三十三度，減少人體新陳代謝速度，避免身體發炎時的有害物質繼續傷害腦部，再以每小時上升攝氏〇．二度的速度，持續精密監控，慢慢回溫，整個療程約需要三天。

透過低溫療法接力，搶救缺氧的腦細胞，果然成功喚醒江錫昌，為他拼上重啟生命的關鍵拼圖。

經過漫長的煎熬等待，江錫昌在第五天時甦醒，太太終於放下心上一塊大石，也才能好好吃了幾天來的第一頓飯。

「其實，當時其中一台機器正在保養，另外一台則有人在使用，但剛好他做完療程，讓我有機會第一時間就接受治療，如果又要等上一陣子，也許我情況就不是這樣了，」後來，江錫昌聽太太談起送低溫治療時的情況，也不禁大呼幸運。

另一半的堅持與陪伴

江太太直到最後一刻也絕不放棄，這樣的堅持把江錫昌從鬼門關帶了回來，「她趕到急診室時，我已經沒有任何反應，但她很堅強冷靜，一心要找方法救我，」江錫昌對太太有滿滿的感念，「如果沒有她不放棄努力爭取治療，我早就不在了。」

不過，甦醒後的江錫昌，一開始意識依舊昏沉，產生嚴重的幻覺，根本不知道發生什麼事，連太太也不認得。

「清潔人員經過，我就覺得他們要偷東西，一直很害怕，不停地在加護病房吵鬧，要把身上的插管拔掉，護理人員不堪負荷，只好通融太太進到加護病房照護。」

在加護病房待至第九天，江錫昌思緒雖然還是混亂，但身為公司負責人的他，掛念著公司的運營，一直嚷著要出院。

「我記得主治醫師被吵得受不了，最後說，『只要你有辦法起身走路，我就讓你出院。』」於是，江錫昌用盡全力下床，扶著床沿撐著身體嘗試走路，一點一點恢復力量，「最後，我是從加護病房直接出院，但當時腦袋還是沒有很清楚。」

動輒被電擊的日子

回家幾天後，江錫昌早上遛狗回來，正在洗水槽清洗用具，突然聽到很大一聲「砰」的聲響，「我以為是鞭炮聲，被嚇到彈起來，根本不知道發生什麼事，結果是我被電擊了。」

原來，為了避免心室顫動再度危及性命，中榮醫護團隊在救治過程中，為江錫昌裝置了體內去顫器（ＩＣＤ）。

「安裝體內去顫器，就像是把電擊器直接背在身上，」謝育整解釋，它會自動偵測心跳，一旦發現有異常危險的心律狀況，就會發出電擊，幫助心臟恢復正常跳動頻率。

「心臟跳太快、太慢時都會自動電擊，所以我時不時就會被電一下，」江錫昌說，電擊力道非常大，胸口就像被狠狠揍一拳，整個人會震一下，心臟會麻麻的。

出院後的江錫昌在休養後，積極恢復運動，重拾高爾夫球桿，「快到果嶺要揮桿時，突然被電擊，暫停休息一陣子覺得似乎可以重新揮桿時，卻又再被電擊一次。」

原來，江錫昌除了心室顫動，也同時患有心房顫動，謝育整談到，「心房顫動通常情況較不緊急，並不需要施以電擊，但體內去顫器有時無法自動分

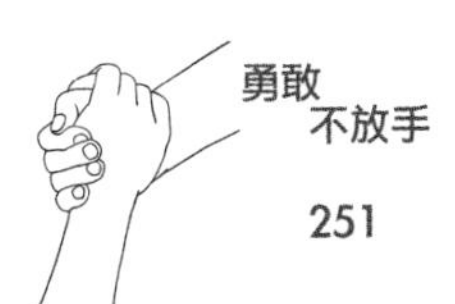

辨，無論偵測到哪種顫動，都會給予電擊。」

過於頻繁的電擊，嚴重干擾江錫昌生活，在回診與主治醫師討論，調整心律調節器的敏感度後，改善了狀況。

雖然不再受突如其來的電擊之苦，江錫昌仍然經常覺得心臟很不舒服，早中晚都按時服藥，卻遲遲不見好轉，甚至心跳還會低到每分鐘只有五十幾下，讓他始終籠罩在隨時會死亡的陰影中。

幸運結緣視病如親的院長

「太太上網用關鍵字『猝死』搜尋，立刻跳出院長『陳適安』的名字，」江錫昌就這樣，前往臺北榮總求助當時的北榮副院長陳適安，也開啟了和臺中榮總院長陳適安的特殊緣分。

由於心臟放電異常，產生心律不整，體內去顫器雖然解決了心室顫動，但仍存在著心房顫動問題。

心房顫動是臺灣最常見的心律不整，發病時，病人會感覺心臟受到強烈撞擊，心跳非常快速。

「隨年齡愈大，心房顫動的發生率愈高，但它最可怕的是病人很難自我察覺，」陳適安解釋。

江錫昌特地北上到北榮求診，第一次看診，很難得地就遇到陳適安本人，第二次回診時，竟然又再碰面。每每談起這段經歷，江錫昌總是難掩興奮，覺得是冥冥之中的緣分，「我和陳院長特別有緣，初診病人大多先由其他醫師看診，但我能連續遇到院長兩次，機率是千萬分之一吧！」

第三次再去看診時，陳適安要江錫昌立刻回家打包行李，安排他緊急住進加護病房，「你心律這樣跳很危險，已經快不行了，」經過四天精密檢查，陳適安診斷要立刻進行心房顫動電燒術手術。

過去心房顫動在治療上通常是以藥物控制，「但大概有一〇％至二〇％的病人，只靠藥物控制，心房顫動還是會常常發作，」陳適安談到，「心房顫動的病人，發生中風機率是一般人的五到六倍。如果病人還有其他疾病，又合併心房顫動的問題，死亡率一定會增加。」

陳適安為國內外心臟內科權威，獨創的心房顫動電燒術，解決了讓全球心臟科醫師頭痛的非肺靜脈異常放電鑑別診斷，也提供心房顫動電燒手術的新策略，被國際醫界喻為「臺北方法」。

心臟電燒手術難度極高，它必須透過精密的心臟電氣檢查，深入測試確認異常放電的原因與部位，接著精準定位需要電燒的位置，差之毫釐都可能危及病人性命。

經過陳適安的電燒手術，江錫昌心律不整的問題完全根治。

「做完手術出來後，我覺得好舒服，哇！好像很久沒有這麼暢快地呼吸新鮮空氣了，」江錫昌清楚記得手術完成後，宛如新生。

江錫昌要進手術室前，曾有護理人員好奇地詢問，和副院長是什麼關係，為什麼這麼照顧他。

「從第一次看診，陳院長了解我的狀況後，就特別囑咐醫師要把我的資料送給他後續追蹤，」江錫昌非常感激，「其實我只是普通的病人，和陳院長素昧平生。」陳適安視病如親的態度，讓他直呼真正感受到大愛。

感恩重拾人生投注公益

經過猝死被救回，江錫昌萬分幸運地沒有任何一點後遺症，接受完電燒手術後，甚至覺得比起過往更神清氣爽，不再受心律不整所苦，工作、打球運動都沒問題，「好像打通了任督二脈，覺得身體更好。」

做完手術出來後，
我覺得好舒服，
很久沒有這麼暢快地呼吸新鮮空氣了。

——病人 江錫昌

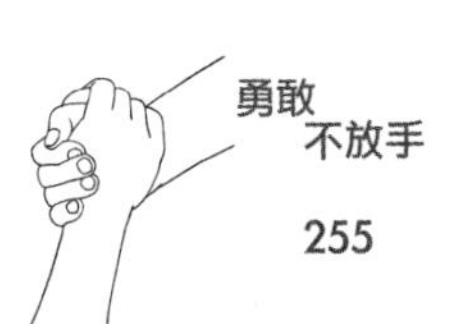

本來，江錫昌往返北榮定期回診，但在新冠疫情爆發後，覺得長途跋涉會增加風險，正當感到煩惱時，竟然讓他聽到一個消息：陳適安將接任臺中榮總院長。

「可以就近在臺中榮總找陳院長看病，真是太高興了！」江錫昌絞盡腦汁想歡迎陳適安到任，並對院長表達電燒治療成功的感謝之意，最終決定送上一大盆花，並附上感謝函。

以實際行動鼓舞醫護

走過生死，江錫昌對人生有了不同想法，他記得自己回到公司時第一句話，就是跟同仁們說：「大家今年辛苦了，我們要大幅加薪。」

現在，江錫昌把所有的時間都留給自己，「時間很寶貴，沒有任何時間可以浪費，還有很多事要做。」重新拾回寶貴人生，他投入更多心力從事公益，希望也能為其他需要的人伸出援手，雪中送炭。

從鬼門關走一遭，更讓江錫昌感受到醫護人員的辛苦，希望可以對他們有所回饋。

「以前都只是看個病就走，沒有什麼特別感受，但在生死邊緣走過一遭，就會感受到醫護人員的偉大，」江錫昌說，「就像是我當初進到加護病房，每一次跟死神拔河，他們分秒必爭全力以赴搶救生命，真的很讓人佩服感動。」

而在疫情期間，看著醫護人員們穿著隔離衣，站在第一線辛苦地堅守崗位，江錫昌希望可以鼓舞他們士氣。

不像過去多數人都選擇捐贈泡麵、飲料等物資，「我希望提供的是他們真正需要而且想要的，」江錫昌左思右想之後，與台懋實業董事長陳天佑一起提供經費預算，讓醫護人員需要時，能自行在美食部點餐，在忙碌之中也能享受熱騰騰的餐點。

江錫昌由衷地感謝讓他重拾生命的每一位中榮醫護人員，也感謝他們持續救助更多的生命。

文／陳培思

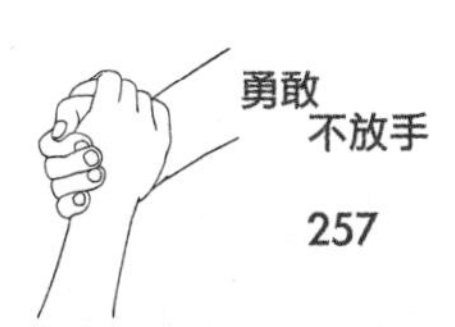

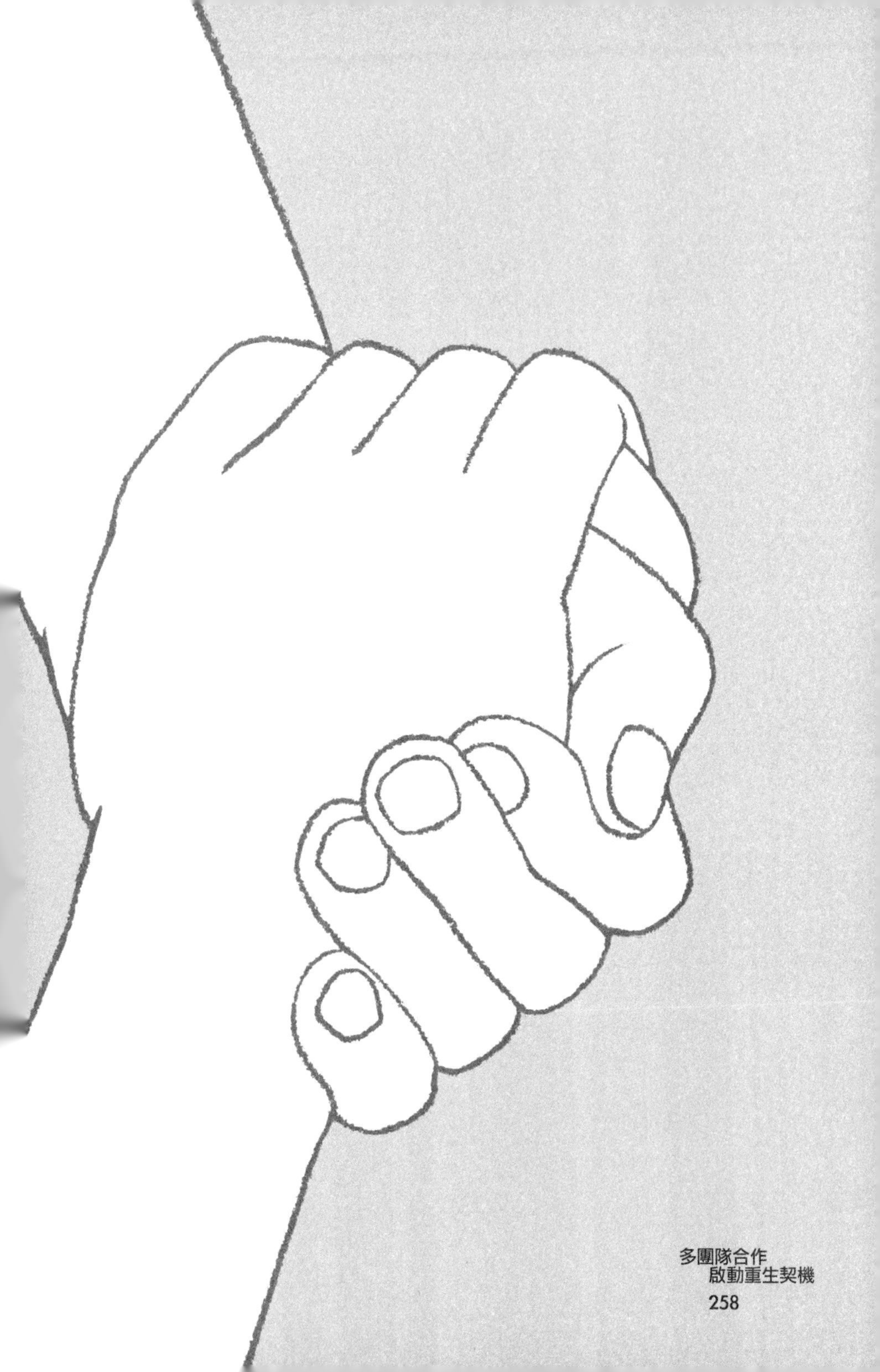

多團隊合作 啟動重生契機

掃除急性心衰竭的感染迷霧

林信鏗因急性心臟衰竭陷入病危，
術後發現背後隱藏著不明的感染源，
中榮打破各科藩籬建立專屬團隊，
在醫病共享下與家屬做出最佳決策，
讓一度癱瘓的他靠著自己的雙腳邁向新生活。

從陳美玉手中接過她寫給臺中榮總的感謝函，上頭鉅細靡遺列著各科醫師、護理師和物理治療師的名字，以及她先生林信鏗住院兩個多月的治療照護歷程，字裡行間盡是對醫護人員的謝意。

「無常來臨時，人很渺小。我們是運氣好，遇到中榮的團隊，把先生這條命撿回來，讓我們可以再安穩地過些日子，」往事歷歷，陳美玉格外感恩，「老天很保佑我們。」

夫妻倆結縭逾四十年，過去都在臺中教書。六十多歲的他們，已經到了退休清閒的年紀，林信鏗對於自己「沒有三高」的健康狀態十分自豪，笑說和同輩朋友出去玩，「都是看別人在吃藥。」

沒想到，二〇一七年三月他突如其來的發燒，起初以為不過是一場小感冒，竟快速擴張成瀰漫心肺的病灶。在林信鏗因為心肺衰竭陷入昏迷的四十多天中，陳美玉不曉得自己前前後後接到了幾張病危通知單。

高燒急診接病危通知

一開始，陳美玉觀察到先生走路會喘，當天，兩人取消原定的旅遊行程，就近到診所看病。醫師開了三天份的藥，說先吃藥觀察，結果返家後先生開始發高燒，吃不下飯，睡不著覺，咳痰中還帶著血絲，她立即叫了計程車，趕往離家最近的醫院。

「先生一上車就不對勁，呼呼地直喘。到醫院後我先去掛號，先生在我後

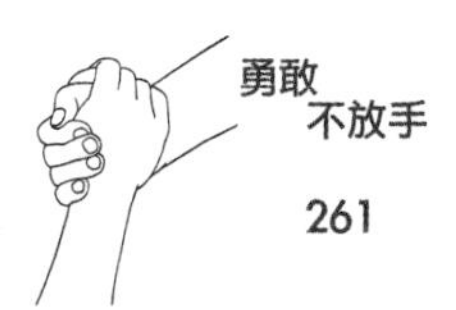

面卻愈走愈慢。」林信鏗終於走到櫃檯，開口說自己吸不到空氣，護理師馬上叫來擔架床，人立刻在陳美玉眼前被推進急診插管，緊接著一張病危通知送到她手上。

陳美玉記得，醫師拿出林信鏗過去做的胸部X光檢查，和現在做的兩相對照，「當時肺部已經白成一片，和健康的肺真是天差地遠。」

胸腔科診斷是典型的急性肺炎，但林信鏗在加護病房住了好幾天，始終未見好轉，也查不出感染源。在家屬提議下，才又會診心臟內科做進一步檢查，確認是二尖瓣膜腱索斷裂，造成血液逆流到肺部，必須立刻開刀。

聽到先生突然要動手術，陳美玉心中徬徨，這時女兒問了一句：「媽媽，妳以前不是有個學生走心臟外科？」這句話點醒了她，這才和時任臺中榮總心臟血管中心副主任的蔡鴻文接上線。

原本陳美玉只是想向蔡鴻文請益手術需要注意的地方，順便探聽他在這間醫院有沒有認識的醫師，但隨即念頭一轉，詢問能否幫先生開刀的話就脫口而出，「是我認識的學生，一定信得過。」

胸腔科醫師評估可行性後，陳美玉隨即辦理轉院。

兩病症同時發生造成危機

「本來聽到檢查結果說是二尖瓣膜腱索斷裂，我非常高興，因為總算找出病因。沒想到那天送到中榮後病情竟然變得非常危急，一度休克，心肺衰竭，」陳美玉說起轉院那天的情況，完全是出乎意料的凶險。

一到院，彷彿七天前的情節重複上演，林信鏗立刻被推進急診，醫師衝出來扯嗓子找家屬，告訴她病人可能隨時會走，千萬不能離開現場，「等於是第二次病危，而且比上次更嚴重。」醫師們來來去去，個個覺得病勢不樂觀。

蔡鴻文當天有刀，一獲知消息，趕緊聯繫當時重症醫學部的主治醫師傅彬貴。正準備北上開會的傅彬貴，在交流道前即時將車子調頭回醫院，在陳美玉印象裡留下這樣的畫面——「就看到有個穿得西裝筆挺的人，直接衝進急

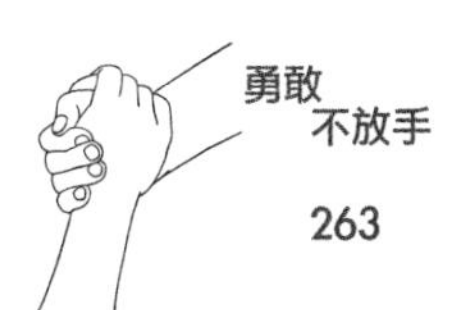

診。」那時候，她還不知道這位就是傅醫師。

提及請同仁支援的這段往事，蔡鴻文笑說自己不太記得了，因為相似情形實在太常發生。最常遇到的就是休假在外，結果病人出問題或是開刀房臨時有狀況，這時不管人在哪裡，就是得趕回醫院，「有需要的時候，我們就會回來，這是身為醫師的使命感。」

急診醫護風急火燎地忙到傍晚，好不容易把林信鏗救了下來，送進加護病房持續觀察。當天晚上，蔡鴻文向家屬說明中榮對病情的研判，陳美玉才知道原來先生同時出現兩種病症，一種是二尖瓣重度閉鎖不全導致肺水腫，另一種是肺炎。

苦尋引發感染的源頭

二尖瓣膜是靠著腱索連接在左心室壁肌肉上，透過腱索拉曳調節瓣膜開闔。蔡鴻文指出，造成二尖瓣閉鎖不全的原因很多，以林信鏗的案例來說，是因為腱索斷裂，導致血液無法打到全身，反而逆流至左心房及肺部，造成嚴重的肺水腫。

「至於為什麼會斷掉？組織變脆弱、彈性疲乏或外力撞擊等，都有可能，但很難追溯，」蔡鴻文說，當下唯一能處理的，只有先解決血液逆流的部分。不管修補還是置換心臟瓣膜，對中榮這樣有能力做心臟手術的醫學中心來說，是每天的日常。

關鍵問題，還是出在「感染」，蔡鴻文特別強調，「因為病人身體發炎指數很高，九成都會是感染造成。可是理論上如果要定義是感染，就必須要找到感染源。」

嘗試了各種檢體採集、細菌培養，「能想到的都驗了，」蔡鴻文苦惱著，但就是抓不出造成高燒的兇手，無法「對菌下藥」，只能使用經驗性抗生素療法，且戰且走。

陳美玉補充：「蔡主任平常笑咪咪的，但我先生剛入院那陣子，他都笑不

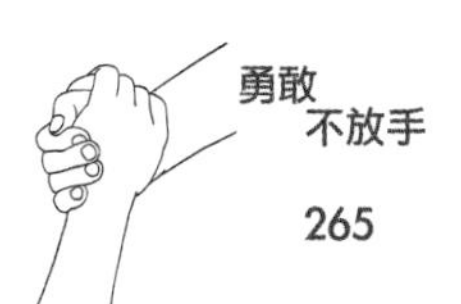

太出來。」

膽大心細的蔡鴻文選擇讓病人先進行約一週的術前治療，將病人身體狀態恢復穩定再手術，「等待的過程也是一個風險啊！」他半打趣說道：「頭幾天每天都覺得自己快死了。」雖然話說得誇張，但對醫師來說，只要多一點點成功救治病人的機會，就必須緊緊抓住。

醫病共享做出最佳決策

林信鏗三月二十二日到中榮，直至三十日才開刀。只是，雖然二尖瓣膜置換手術順利完成，術後一週健康卻未見好轉，仍然需要靠呼吸器支持。在他從心臟外科加護病房轉入呼吸加護病房這段期間，一直由專責胸腔內科的傅彬貴共同照護。

陳美玉記得，每次到病房探視，她就聽護理師說傅彬貴醫師一早過來看了，而且呼吸器都是他親自調整，即使病勢不明朗也不氣餒，「醫師都說『跟它拚了』，他最常掛在嘴邊的話就是不可以放棄病人。」

早先，陳美玉因為先生轉院之際一度病危而自責，驚魂未定地想著，如果先生就這樣走了，她這輩子一定沒有辦法原諒自己。那時也是傅彬貴對她多加寬慰，「妳不要這樣想，送來榮總就對了，因為在別的醫院不一定有人願意像榮總這樣救妳先生。」

病房裡還有一幕景象讓陳美玉難忘。

當時，為了找出林信鏗高燒不退的原因，諸如病理科、感染科甚至是牙科、血液腫瘤科等各科醫師輪番上陣。「醫院團隊幾乎都來看過一輪，」陳美玉笑著比劃著說：「很多醫師來把他全身翻遍遍。」

醫師都說「跟它拚了」，
他最常掛在嘴邊的話就是不可以放棄病人。

——病人家屬 陳美玉

在蔡鴻文、傅彬貴及病房護理師們的細心照料下，術後第二十八天，林信鏗終於順利拔除氣管內管。

陳美玉回憶當時的緊張狀況，一般病人若拔管後仍無法自主呼吸，便要施行氣管切開術，插入氣切管接上呼吸器幫助呼吸。傅彬貴密切觀察，發現狀況比預想中樂觀很多，於是頻頻喊著：「有機會！有機會！」最後確認不用做氣切，他比誰都開心。

絕不放棄任何一絲機會

陳美玉認為，雖然林信鏗看似單一疾病，但細究起來，牽涉科別眾多。從病人家屬的角度，她看見的是中榮打破各科藩籬，以最有效率的方式迅速整合一個跨領域的醫療團隊，在治療上積極應對，加上「醫病共享」管道暢通，隨時有多科醫師和護理師告知病情進展，讓家屬在充分資訊下做出選擇，「我先生很幸運，因為這樣才能存活下來。」

回憶六年前的往事，很多細節，蔡鴻文早已記憶模糊。他只記得，老師在電話裡講得慌亂，因為師丈的病症來得緊急，雖然診斷出來很明確就是二尖瓣閉鎖不全造成的血液逆流，肺部嚴重積水，血氧指數很低，卻又查不出高燒感染原因，病情如霧裡看花，「我一聽也覺得不是很妙。」

但是，當昔日恩師語帶猶豫地開口問他對於轉院的意見，蔡鴻文沒有多想就一口答應，「我覺得只要成功機率不是零，我們就該救。」

蔡鴻文說，現在可以細細梳理當初做下這個艱難決定的原因，但在當下這些都是一秒閃過的想法。

手術有多少成功率才要進行？「這個問題，我們每天都在問自己，」對他來說，盡可能做出最好的判斷，無愧於心，坦然面對結果，是一位外科醫師的專業素養。

語畢，他收起笑容，說起自己與陳美玉相識的過往。「以前國中還有升學班，老師對我們投注很多心力，希望我們有好成績，出人頭地，」感念師生緣分，讓他更覺得應該在關鍵時刻挺身而出，「不要說是回報，應該說剛好有這樣的機會，讓我們可以努力做些什麼。」

事後，林信鏗與陳美玉把這段驚心動魄的歷程細細說了一遍，自己也對當時的危急程度了然於心，「我姪女是醫師，她了解狀況後甚至跟我三哥說：叔叔這個病要好，只能靠菩薩了。」

團隊是最有力後盾

隨著日子一天天過去，林信鏗奇蹟似地轉好，陳美玉笑說：「從加護病房轉到普通病房時也有很多醫師來看，大家都說真的不簡單。」

走過這一段，除了對醫療團隊的感激，陳美玉也慶幸自己在教職生涯中結下善緣，讓她日後能遇到像蔡鴻文這樣視病如親的醫師。

比如手術結束後不久，蔡鴻文便積極安排物理治療師來協助心肺復健、訓練肌力，並細心提醒陳美玉這段復健的重要性。在一個月復健療程的訓練下，林信鏗終於克服一度肢體癱瘓的困難，靠著自己的雙腳走出醫院。

蔡鴻文在中榮服務超過三十年，如今是醫務企管部主任，經常有很多棘手的病例找上他，他之所以願意一再接下挑戰，除了醫師責任之外，更重要的是，堅強的團隊讓他無後顧之憂。

「治療病人的過程不是只有開刀，還有後續的照顧，」蔡鴻文說。特別是像林信鏗這樣的案例，手術後勢必還有一段漫長的康復之路。而中榮團隊合作的組織文化，以及因此凝聚出來的量能，就是醫師的堅強後盾。

「假如這是一個重責，我願意承擔，因為我知道後面的團隊挺得住，」蔡鴻文笑著作結：「我們這邊很強啊！」

文／張雅琳

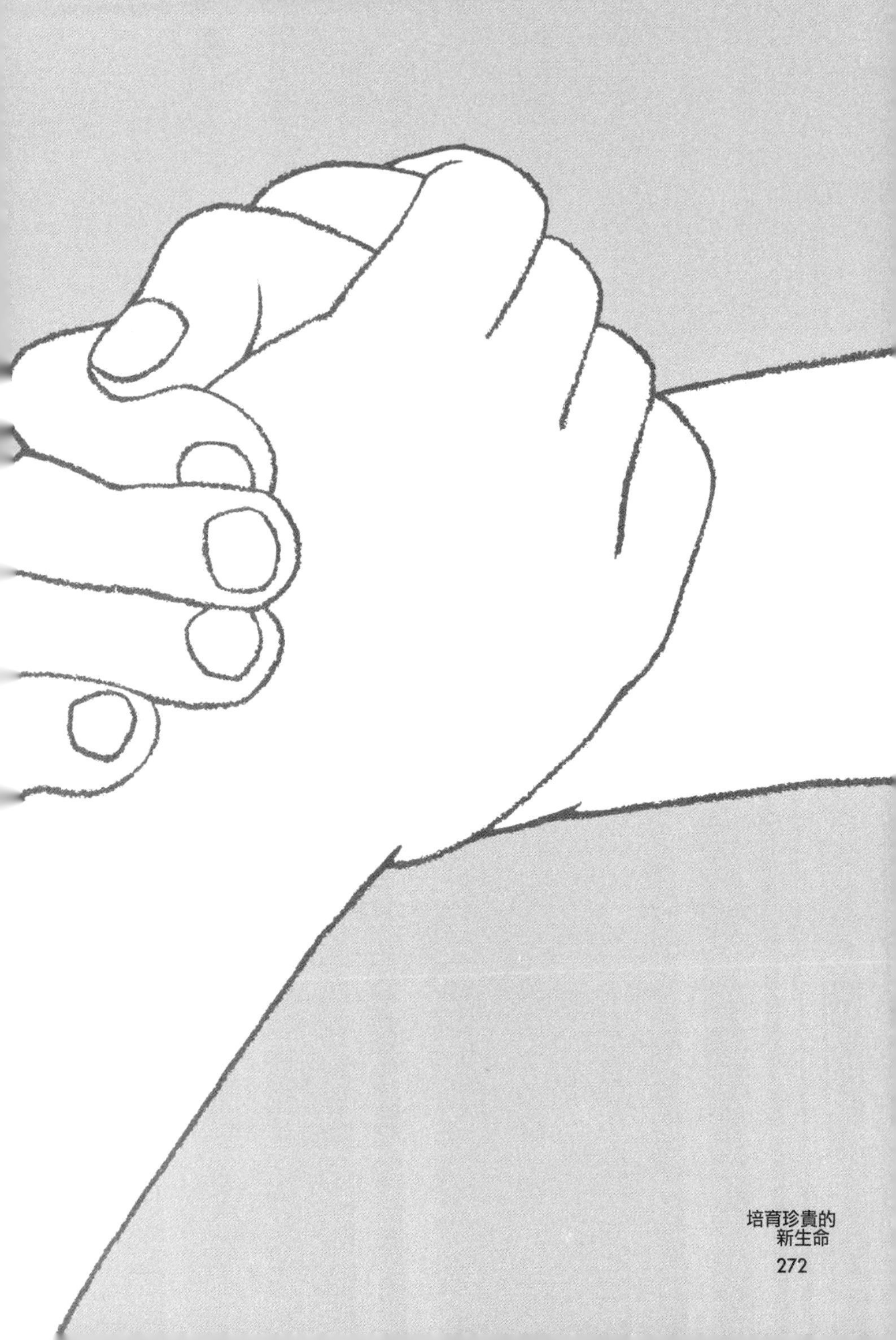

近更年的不孕女性也可獲生機

培育珍貴的新生命

Kathy的求子之路走得艱辛，
在先生支持下求助人工療程，
易瑜嶠醫師團隊細微的問診與詳盡規劃，
讓她如願懷上寶寶，
夫妻倆一圓當父母的夢想。

現代人晚婚、遲育，已成趨勢。臺灣有生育困難的夫婦比例愈來愈高，根據國民健康署統計，平均每七對夫妻，就有一對面臨不孕問題。

女性不孕的原因有很多，比如輸卵管、卵巢或子宮的功能異常等因素，皆會影響生育能力。臺中榮總婦女醫學部生殖內分泌不孕科主任易瑜嶠記得很清楚，二〇一九年Kathy第一次走進診間，他攤開病歷紀錄一看，「造成女性不孕的問題，幾乎在她身上統統有。」

六十九年次的Kathy，早在十多年前就曾發生不尋常的腹部劇痛，嚇得她趕緊就醫，從超音波發現子宮內膜異位、巧克力囊腫破裂等狀況，緊急手術處理後，從此需要長期追蹤。

婚前健檢查出異狀

在這之後的幾年間，Kathy陸續接受過幾次婦科手術，「像是子宮肌瘤就開了兩、三次刀。」

直到遇到先生Porson，萌生共組家庭的想法，她認為自己婚前應該再做一次完整的健康檢查，「才發現體內兩側輸卵管都阻塞了。」原本醫師也希望能幫她盡量保留一邊，但仔細評估後，最終還是兩側皆必須切除。

「本來我以為自己只是比較難懷孕，」手術後，Kathy很明確認知到，沒有了輸卵管，意味著求子之路必然要求助人工生殖的方式，也就是透過試管嬰兒的技術，將卵子取出在體外受精形成胚胎，再將胚胎植入到子宮腔。

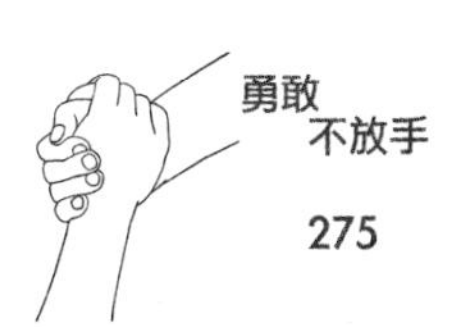

一開始她也沒多想，就在做切除輸卵管手術的同間醫院接著做人工生殖。第一次著床失敗，進一步做子宮鏡檢查，觀察子宮腔內環境時，才驚覺竟遺留先前手術的縫合線，必須再次開刀取出。

心情大受影響的Kathy，萌生轉到其他醫院的念頭。業界有許多做試管嬰兒的「名醫」，但曾經的失敗經驗讓她知道名氣不是絕對，「我更看重的是醫師是否細心、對病人狀態的了解程度，還有醫院整體的醫療品質。」

上天給的孩子就要生下來

在網路上幾經搜尋，綜合了各方評論，最後她找上臺中榮總主任易瑜嶠。Kathy對主任的第一眼印象是非常穩重，「給人一種不怒而威的感覺。」她笑稱自己是「鼓起勇氣」提問，也拿出先前第一次做人工生殖的紀錄討論，易瑜嶠都一一耐心回應，讓她立刻感覺跟之前看診的體驗很不一樣。

過去，她在外院遇到大排長龍的門診，可能從早上等到下午，最後實際跟醫師講到話的時間，只有短短幾分鐘。相較之下，易瑜嶠的問診十分專業仔細，從病人的身體狀態到他會如何規劃用藥，都詳盡說明，讓Kathy建立了充分的信賴感，「我就想，這次應該找對人了！」

易瑜嶠提到，卵泡庫存量（AMH）指數是預測生育能力的重要指標，正常值範圍應介於二至五之間。當時抽血檢測，得知Kathy的AMH僅剩一，「即使做試管嬰兒，透過藥物刺激卵泡發育，能取到的卵子數也很有限。」

幸運的是，第一次療程就取得四顆卵子，體外受精培養成胚胎，植入之後也順利懷孕。卻沒想到，在懷孕二十二週進行高層次超音波檢查時，發現胎兒有先天性心臟病。

「做為一名婦產科醫師，經常看到當胎兒有任何一點異常時，往往父母都不太能接受，甚至會選擇終止妊娠，」易瑜嶠有感而發地說，「但這對夫妻非常正向，既然上天給了他們這個孩子，那就要把孩子生下來。」

遺憾的是，寶寶在滿月後的手術中離世，人間短短三十七天走一回，只留下無盡綿長的思念。

辦完寶寶的後事，整理好心情，Kathy和先生很快地又回到診間，積極表達想再度進行試管嬰兒療程的意願。

易瑜嶠面色凝重地說，上一回的成功是有幾分運氣，這一次的療程恐怕更為困難，「而且中間相隔一年多，病人已經超過四十歲，卵巢功能又下降更多，AMH只剩下〇．二，趨近更年期的狀態了。」

培育一顆成熟卵子的艱苦

卵子品質是成功懷孕的基礎，因此，取得好的卵子，是試管嬰兒療程的首要任務。面對卵巢功能明顯衰退的這個案例，易瑜嶠可說是傾盡畢生所學，幾乎把所有能用的、能試的，都派上用場。

他解釋，「如果是年輕女性，每個月排出的基礎濾泡數可能比較多，當然希望利用比較高劑量的針劑藥物，盡量讓所有的濾泡都發育為成熟的卵子。但在Kathy身上實際執行過後，評估每個週期頂多只能取一至兩顆卵子，就不需要施打更多劑量。」

既然給予過多養分也是徒勞無功，意味著此路不通，易瑜嶠遂降低劑量，採用集胚集卵的多次療程搭配「微刺激」的方式，待蒐集到足夠的胚胎或卵子數再植入。

在這段過程中，必須透過超音波影像嚴密追蹤濾泡成長。

易瑜嶠認為，難度最高的環節在於拿捏取卵的時機，「如果卵子取出時的成熟度不夠，那麼受精狀態和接下來的胚胎發育狀態，都會受到影響。」

他以果實比喻，「今天採可能還沒熟，後天採可能又過熟，要怎樣抓到最佳的時間點就變得很關鍵。」在卵泡夠大時施打破卵針，幫助卵子成熟並能順利取出，才算是瓜熟蒂落，大功告成。

「打了破卵針，就沒有回頭路了，」易瑜嶠指出，這也是不孕症門診難以向外人道的辛苦，因為得在三十六小時之後執行取卵手術，而往往最適合的取卵時間，會落在假日或任何時候，但為了得到一顆完美成熟的卵子，「你只好配合它。」

歷經三個週期，分批取得了極其珍貴的三顆卵子，培養成胚胎冷凍保存，一次性解凍植回母體子宮內。最後Kathy如願懷上寶寶，在二〇二一年底剖腹產下健康女嬰。

期待與失望反覆的歷程

Kathy回想再次求助於易瑜嶠的情景，「主任把最壞的情況都讓我知道，還主動提議要不要考慮別人捐贈的卵子。」但夫妻倆在情感上都無法接受，「我說沒關係再試試看，如果實在不行，也就真的算了。」

每個療程狀況不一，Kathy笑說自己還被易瑜嶠「退件」過，不是每次都能成功取卵，「易主任很嚴謹，即使超音波上看起來還可以，但如果一些數據顯示沒有很理想，研判未必是成熟的卵泡，就不一定會取。」

最讓她印象深刻的是，當下一個療程看到易瑜嶠又搖搖頭，她心裡一沉，「我拜託主任這次一定要幫忙試試看，因為我實在不想再等了。」考量再三，易瑜嶠最終還是尊重Kathy的意願，只是在單子上加了一行「病人本人堅持取卵」的備注。

「我自己的信念是滿堅定的，不管怎樣就是要有一個小孩，」二〇一八年結婚後，Kathy隨即投入試管嬰兒的療程。如此迫切備孕的原因，除了年紀之外，還隱含一份想讓罹癌婆婆有機會抱抱小孫子的心意。

得知寶寶的心臟有狀況，
醫師很明快地判斷需要轉到高危險妊娠門診，
並且持續的追蹤，讓我們見識到，
一個專業完整的醫療團隊是如何合作無間。

——病人家屬 Porson

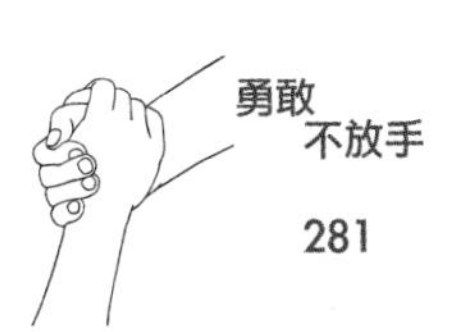

「其實長輩完全沒有給我們壓力，是我們自己想這麼做，」Kathy永遠記得那一天，她第一次在其他診所做試管嬰兒，「第一針排卵針打下去的時候，婆婆就離開了。」或許是注定沒有緣分，這場療程也以失敗告終。

Kathy和先生並不氣餒，即使反覆經歷期待和失望的過程，依舊保持樂觀，「可能因為我們做了很多功課，所以心理準備也相對充足。」

她分享自己的心法，就當做一般懷孕就好，「很多人面對人工生殖的失敗會感到失落，因為覺得都已經這麼努力了，為什麼不成功？但這背後的因素滿多的。」就像自然懷孕的歷程，也會有中獎或落空，如果能平常心看待，會讓自己好過一點。

話雖如此，從胚胎植入到驗孕「開獎」的那十四天，還是很煎熬。Kathy透露自己會從第七天起猛用驗孕棒，「我每天都驗！」明知時間太早，也未必準確，但她就是很想趕快知道結果。

第二次胚胎植入的第十二天，因受精卵著床，出現微量的「著床性出血」

與下腹悶痛感，當時的她不明就裡，以為是生理期報到，心情一度低落，沒想到兩天後回到醫院抽血，確定懷孕，格外有失而復得的驚喜。

每個生命皆有意義

人工生殖這條漫漫長路，伴侶的支持無疑地是一大動力。Kathy指了指一旁抱著快兩歲女兒的先生說自己很幸運，「如果不是遇到他，也許我就不會繼續走下去。」

Kathy在婚前明確告知另一半自己的狀況，Porson二話不說告訴她，既然需

如果病人做了決定，
那我們就盡最大的努力，
陪他們走完這段路。

——醫師 易瑜嶠

要人工生殖那就做，「可能那時我們也傻傻的，覺得應該沒有很困難。」

殊不知第一針就打不下去。Kathy記得第一次打排卵針，自己根本下不了手，「還回去醫院請護理師幫忙。」從新手上路直直抖，演變到後來的駕輕就熟，現在Kathy反而覺得不用怕打針，因為從排卵針、破卵針到孕期照護，都要連續四個月每天打黃體素，「我已經不知道總共加起來打了幾支針。」

過程中，Kathy經常忍耐著身體的不適，就怕表現出來，先生看了會難受，而Porson把這一切都看在眼裡，心裡有著很多捨不得。並肩作戰的這些日子，兩人對彼此有更多珍惜與感謝。

「我們會直接面對問題，」Porson說起第一個孩子帶給他們的生命教育，夫妻倆並不避諱提起傷心事，反而能轉念正視這段經歷帶來的幫助，「讓太太相信自己是有辦法懷孕的，讓我們知道完整的人工生殖流程是這樣運作。」

他提到，當時為了迎接寶寶，Kathy再次進行檢查，意外發現體內有一顆子宮肌瘤快要轉成惡性，因而才能及時處理。

「前面得知寶寶的心臟有狀況，醫師很明快地判斷，需要將太太轉到曾振誌主任的高危險妊娠門診，並且持續的追蹤，也讓我們見識到，一個專業完整的醫療團隊是如何合作無間，」Porson感性地說，現在他們還是經常想起這個孩子，相信冥冥之中自有安排，每一個生命的到來或離開，皆有其意義。

懷孕也有黃金年限

臺灣的第一個試管嬰兒在一九八五年呱呱落地，科技日新月異，如今發展已不可同日而語。

Porson說，過去許多人執著於老舊觀念，反而錯失求助醫療的時機，盼望透過他們親身的經驗分享，讓更多人知道試管嬰兒的過程，並沒有想像中的那麼可怕。

易瑜嶠表示，懷孕有其黃金年限，「愈年輕當然懷孕機會愈高，因為它牽涉到的不只是卵子的數量，還有品質。」不像男性只需養「精」蓄銳，女性年齡與卵子品質成反比，須得把握三十五歲以下黃金「孕」勢。

有別於以往男主外、女主內的既定思維，現代女性大多選擇投入職場打拚，婚後往往面臨到底是要「升遷」還是「生子」的兩難，拖到最後，就這麼與好孕擦身而過。易瑜嶠認為，「未來尋求生育最主要的族群，會是介於三十五歲至四十五歲的女性，而怎麼提高她們的懷孕機率，將會是接下來最迫切的議題。」

專注眼前的每個病人

在不孕症門診當中，最常見的是病人自身耽擱到時間，明明很年輕就結婚，卻等到年紀大了才來求診。「有的說之前還不急，也有的人認為沒懷孕一定是因為身體不夠好，所以一直在調養身體，」他頗為感嘆，「甚至看過已經四十四、五歲快要停經了，才來做試管。」

易瑜嶠強調，治療不孕不是只單純地投藥或手術，牽涉到很複雜的生理機轉，要針對每個人的個體差異，找出最適合的方式。他自嘲說身為一位臨床醫師，自己的視野比較小，「我只專注在把眼前的每個病人照顧好。」每次幫病人取完卵，他都習慣回頭檢視療程，仔細思考是否有可以再優化的細節。

投入不孕症逾三十年，易瑜嶠最先和病人溝通的觀念一定是「試管嬰兒不是百分之百成功」。每每經手難度很高最後仍能順利懷孕的案例，他謙稱並不是自己厲害，而是來自命裡有時終須有，「只是藉由我們的手來完成，」他總是這樣期勉團隊，「如果病人做了決定，那我們就盡最大的努力，陪他們走完這段路。」

文／張雅琳

健康生活 BGH208

勇敢不放手
臺中榮總守護急重難罕病人的希望

國家圖書館出版品預行編目(CIP)資料

勇敢不放手：臺中榮總守護急重難罕病人的希望/陳培思, 劉子寧, 張雅琳, 邵冰如作. -- 第一版. -- 臺北市：遠見天下文化出版股份有限公司, 2023.10
面；公分. -- (健康生活；BGH208)

ISBN 978-626-355-489-4(平裝)

1.CST: 臺中榮民總醫院 2.CST: 醫病關係 3.CST: 文集

419.333　　112017277

作者 — 陳培思、張雅琳、劉子寧、邵冰如

企劃出版部總編輯 — 李桂芬
主編 — 詹于瑤
責任編輯 — 楊沛騏、鄭雅綺（特約）
封面、版型設計 — 洪雪娥
校對 — 魏秋綢

出版者 — 遠見天下文化出版股份有限公司
創辦人 — 高希均、王力行
遠見・天下文化 事業群榮譽董事長 — 高希均
遠見・天下文化 事業群董事長 — 王力行
天下文化社長 — 林天來
國際事務開發部兼版權中心總監 — 潘欣
法律顧問 — 理律法律事務所陳長文律師
著作權顧問 — 魏啟翔律師
社址 — 台北市 104 松江路 93 巷 1 號
讀者服務專線 — 02-2662-0012 ｜ 傳真 — 02-2662-0007；02-2662-0009
電子郵件信箱 — cwpc@cwgv.com.tw
直接郵撥帳號 — 1326703-6 號　遠見天下文化出版股份有限公司

內文排版 — 立全電腦印前排版有限公司
製版廠 — 東豪印刷事業有限公司
印刷廠 — 祥峰印刷事業有限公司
裝訂廠 — 中原造像股份有限公司
登記證 — 局版台業字第 2517 號
總經銷 — 大和書報圖書股份有限公司 | 電話 — 02-8990-2588
出版日期 — 2023 年 11 月 21 日　第一版第 1 次印行

定價 — NT450 元
ISBN — 978-626-355-489-4
EISBN — 9786263555013（EPUB）；9786263555020（PDF）
書號 — BGH208
天下文化官網 — bookzone.cwgv.com.tw

本書如有缺頁、破損、裝訂錯誤，請寄回本公司調換。
本書僅代表作者言論，不代表本社立場。

天下文化
BELIEVE IN READING